女性生殖健康的中医帮手

杨利侠　主编

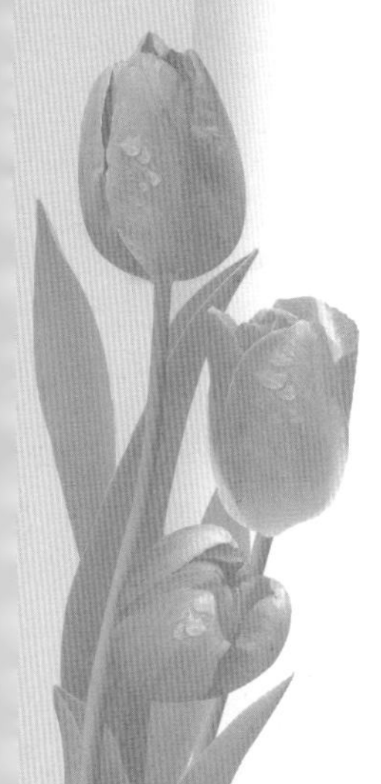

全国百佳图书出版单位
中国中医药出版社
·北　京·

图书在版编目（CIP）数据

女性生殖健康的中医帮手 / 杨利侠主编 .—北京：中国中医药出版社，2020.12

ISBN 978 – 7 – 5132 – 5924 – 8

Ⅰ . ①女…　Ⅱ . ①杨…　Ⅲ . ①中医产科学　Ⅳ . ① R271.4

中国版本图书馆 CIP 数据核字（2019）第 276350 号

中国中医药出版社出版

北京经济技术开发区科创十三街 31 号院二区 8 号楼

邮政编码　100176

传真　010–64405721

河北省武强县画业有限责任公司印刷

各地新华书店经销

开本 880×1230　1/32　印张 9.25　字数 216 千字

2020 年 12 月第 1 版　2020 年 12 月第 1 次印刷

书号　ISBN 978 – 7 – 5132 – 5924 – 8

定价　39.80 元

网址　www.cptcm.com

社 长 热 线　010–64405720

购 书 热 线　010–89535836

维 权 打 假　010–64405753

微信服务号　zgzyycbs

微商城网址　https://kdt.im/LIdUGr

官 方 微 博　http://e.weibo.com/cptcm

天猫旗舰店网址　https://zgzyycbs.tmall.com

如有印装质量问题请与本社出版部联系（010–64405510）

《女性生殖健康的中医帮手》编委会

主　　审　牛　阳（宁夏医科大学）　刘敬霞（宁夏医科大学）

主　　编　杨利侠（宁夏医科大学）

副 主 编　马惠荣（河北中医学院）

编　　委　崔瑞琴（宁夏医科大学）　韩金荣（宁夏医科大学）
　　　　　任豆豆（河北中医学院）　陆星星（河北中医学院）

学术秘书　王丽新（宁夏医科大学）

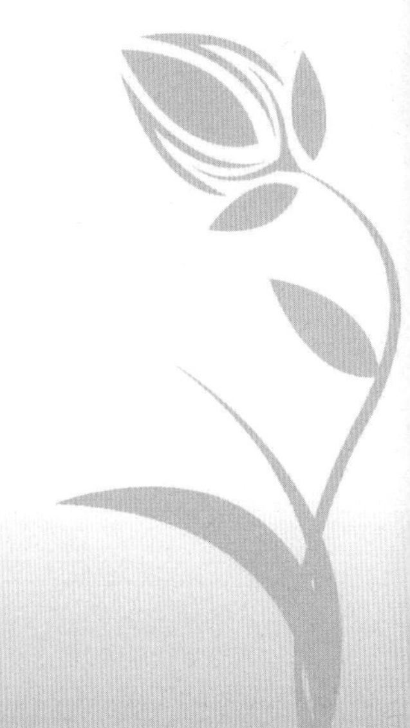

前 言

中医药源于实践，几千年来对人类健康的贡献是巨大的。中医药文化蕴含着丰富的哲学思想和人文精神，是我国传统文化的瑰宝。将中医药知识在一定的地区、一定的范围内进行推广，使其大众化，对弘扬中医药文化意义重大。2007 年“中医中药中国行”大型科普宣传活动启动仪式在北京启动，拉开了全国性大型中医中药科普宣传活动的序幕。

宁夏医科大学是宁夏地区唯一一所医学高等院校，中医学院承担着全省中医药教育工作。2017 年中医学被确定为第一批国内一流学科。为了更好地发挥中医药服务基层的作用，相关专家经过多次研讨，确定了要使中医药知识以科普方式进行推广的原则，并决定出版一套中医药科普系列图书，编写一套公众易于理解、接受和参与的中医药科普著作。这套书包括《大国医小传》《抓主症选用中成药》《教你望而知病——图说望诊》《四季养肺保儿康》《女性生殖健康的中医帮手》《针灸的故事》。这几本科普著作从不同角度，以专业的知识，运用通俗易懂的语言向读者介绍了各种中医药文化知识。

中医药科普工作是我国卫生事业的重要组成部分，宁夏医科大学中医学一流学科建设的目标之一就是要做好中医药的产学研，让中医药更好地服务社会，惠及民生。这套系列图书是反映中医药智慧与知识、雅俗共赏的科普读物，能够把中医药文化、中医药思想、中医药理论、中医药技术等传播给社会、大众，让更多民众了解中医，认识中医，应用中医。

本书编委会

2019年6月24日

编写说明

女性因为拥有特有的生殖器官，她们一生也要经历独特的青春期、生育期、围绝经期、绝经后期，也预示着她们比男性有更多的幸福与苦恼。

女性在与“大姨妈”相伴的30余年中，常常会陷于月经来与不来的烦恼中，月经来了，可能会量少、量多、痛经、不规律，真是恨不能立刻绝经；月经不来，多囊了？怀孕了？早衰了？绝经了？又有无尽的烦恼……

女性进入生育期总要面对生不生孩子的困惑，有人想生育却不能怀孕，有人不想要孩子却怀上了。等怀孕了，甜蜜的负担相继出现，该吃什么不该吃什么？是男孩还是女孩？孩子是否健康？种种的不适该怎么调理？无数的疑问萦绕心头。

十月怀胎，小天使诞生了，烦恼随之而来，奶水不足，吃出来的体重，隆起的腹部，粗了的臂膀，乱了的心情，不论是普通大众还是明星模特，种种苦恼亟待解决。

本书结合女性的生理和心理特点，阐述女性在人生不同生理时期科学调理的需求，突出中医养生保健的理论和方法，结合现代医学知识，从饮食、简单的用药及心理等方面，总结筛选出对女性调理行之有效的中医保健方法，让女性抛弃烦恼，走出困惑，活出靓丽的人生。

杨利侠

2019 年 6 月

目 录

第一章

女性闺房里的秘密

开篇之前先给大家讲两个真实案例。

案例1

患者，女性，33岁，外阴瘙痒3天来诊。妇科检查：外阴已婚已产式，红肿、充血，豆腐渣样分泌物，阴道畅，黏膜充血。辅助检查：镜检发现假丝酵母菌的芽生孢子。

患者自述：我得霉菌性阴道炎已经4年了，之前一直都是只查白带，看阴道炎有没有加重或是减轻，等明白之后才后悔莫及，原来在得了霉菌性阴道炎的同时，就已经有了盆腔炎，但因我一直没有做仔细检查，逐渐发展成了慢性盆腔炎，治疗效果不仅慢而且复杂。因为霉菌性阴道炎反复发作很磨人，所以只能积极治疗，医生建议盆腔炎看中医，因为这是慢性病，只能慢慢来，再者就是相对西药，中药对身体的伤害会小一点，所以我果断去看了中医，于是开始了漫长的灌肠、塞药、吃药，刚开始那段时间我被折磨得感觉要疯了，而同时我也对中医有了兴趣。

案例2

患者自述：这个瘤子在子宫里已经不知道有多久了，是个良性的，长得比较缓慢。在未发现之前，我一直感觉自己好像有什么大病即将发生，头经常晕沉沉的，脸色无缘无故发黑青，白带经常量多，每次大姨妈来颜色发黑，有血块，每当经期都会霉菌感染。每当我问医生，为什么我经常会霉菌感染的时候，医生总会不耐烦地答复，感染的原因很多，一时也给你查不出来。因为白带过多，我常常感觉非常郁闷，我才28岁，还没有结婚，也没有生育，我从来没有想过自己会得子宫肌瘤，去医院看过无数次，医生也没有告诉过我得的是子宫肌瘤。

因为我的身体越来越虚，越来越胖，所以想减肥。可一减肥问题就出来了，虽然腰变得很细，但肚子还是鼓鼓胀胀的，每次吃点消炎药，肚子总会平点。由于自己出不起昂贵的药费，每当感觉不舒服的时候，就吃点消炎的药。偶然认识一个曾经做过B超医生的人，现在在做医疗器械销售，无意当中我向她请教我的病情。她很隐讳地说:“你还没有结婚，我不敢给你说得太严重，你这个症状很可能是子宫肌瘤，只要你感觉在长，90%可以确认，你去医院做个B超检查吧。”我听后突然感觉有点伤心，不知道子宫肌瘤是什么，也不知道这会不会影响我以后生孩子。于是马上请假，飞奔到医院，做B超看是不是子宫肌瘤，当报告单出来的时候，我的眼泪唰的一下出来了。马上擦干眼泪去咨询医生，医生说:“你这个在子宫后壁，不能单一切除瘤子，必须连子宫一起切除，想要孩子的话先用药物控制3个月，马上要个孩子，生完孩子再切也可以，不过不能拖太久。”我听完这番话后，感觉拿着报告单的手都在发抖。

回去后我请了3天假，没有去上班，后来跟男朋友坦白说要跟他结婚。他竟然笑着说，那只能说你很不幸，很倒霉，所以他拒绝了跟我结婚。父母年迈了，我不想告诉他们，也不想让他们为我担心，我只能把自己关在房间里，天天哭。哭到半夜的时候我突然想清楚了，这个世界上最亲的就是父母，自己最困难的时候也让他们分担一把，不要强撑着假装坚强了。半夜，我给母亲拨通了电话，一开口便泣不成声。但母亲一句话让我的哭声嘎然而止，她说："哭什么哭？有什么好哭的？比你不幸的人多了，上次我见医院一个12岁的小女孩得了子宫肌瘤，她还什么都不懂都被切了。"想想这个世界也是，比我们悲惨的大有人在，有父母的爱是最幸福的了。妈妈说："别哭了，明天我给你问问医生能不能治。"早上，妈妈打电话过来："你把工作辞掉吧，那个医生说他有方子，你回来治疗一段时间再说。"于是我辞掉工作，专心治疗。每天早晨，我坐在客厅里，开始温药，喝药，那个药特别难喝，我便吃一口药喝一口白开水。吃一个大疗程之后，又停了1个月再去检查，发现肌瘤大小变成2～4厘米，跟原来的相比，明显小了很多。医生看了后说，你回去后继续吃药吧，既然能变小，估计就会消掉。

于是，我回家又吃了一个疗程。3个月后，母亲陪同我去医院，做B超检查的时候，妈妈就守在门口，妈妈说："我女儿之前是子宫肌瘤，麻烦您好好给她再检查一遍，看肌瘤还有没有了？”一个年轻的女医生看完后，对身边的中年女医生说：“子宫和附件都完全正常，没有发现有什么瘤子啊？老师您过来看看。”于是那个中年女医生又给我检查一遍，她对另外忙着的中年男医生说：“沈医生，你来看看，这个女孩子说在其他地方检查得了子宫肌瘤，还有化验单，我检查怎么是正常的啊？”那个男医生接过器械，又扫描了一遍，还是没有发现肌瘤。

我的子宫肌瘤真的好了！

读了上面的两个案例，大家在思考什么呢？大家有遇到过类似的情况吗？有反复的外阴瘙痒、妇科炎症吗？为什么外阴瘙痒会引起慢性盆腔炎呢？子宫肌瘤是长在子宫的什么部位呢？大家对我们女性的生殖器结构真的了解吗？下面我们就来介绍一下女性生殖器的解剖结构。

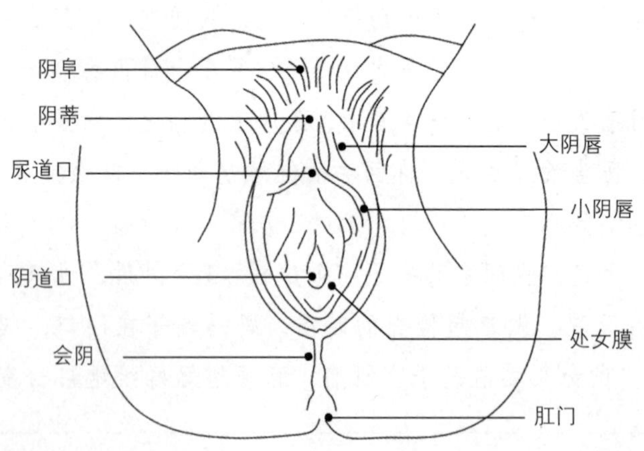

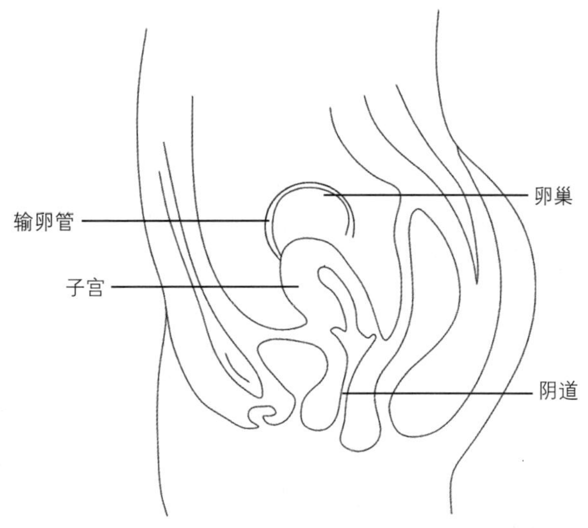

一、外阴——守护女性生殖健康的篱笆

外阴是女性生殖器的外露部分，其上界为阴阜，下界是会阴，两边包绕于两股内侧，在这不大的领域内包括着阴阜、大阴唇、小阴唇、阴蒂、阴道前庭、前庭大腺、前庭球、尿道口、阴道口和处女膜。下面我们来分别介绍。

外阴的结构

上界：阴阜	下界：会阴	左右界：大阴唇	中间区域
位于耻骨联合前面隆起的外阴部分，由皮肤及很厚的脂肪层所构成。青春期时皮肤上开始生长阴毛，呈倒三角形分布。洁净的阴毛就像保护伞来防止细菌和污垢侵入阴道内，以免造成内生殖器的感染，损害生殖健康。从中医角度来说，阴毛一定程度上能反映肾气的盛衰；从西医角度来说，阴毛则反应雄性激素的高低。	位于阴道口和肛门之间。会阴处软组织薄，无阴毛，分娩时会产生非常大的延展，能让胎儿头部顺利露出阴道口。但如果分娩时压力过大，容易造成会阴撕裂。	外阴两侧、靠近两大腿内侧的一对长圆形隆起的皮肤皱襞。大阴唇表面长有阴毛。皮下为脂肪组织、弹性纤维及静脉丛，受伤后易成血肿。未婚妇女的两侧大阴唇自然合拢，遮盖阴道口及尿道口。经产妇的大阴唇由于分娩影响而向两侧分开。绝经后妇女大阴唇逐渐萎缩。	两侧小阴唇所围的菱形区称前庭，如庭院，中医又称之为四边、阴户。表面有黏膜遮盖，近似一三角形，三角形的尖端是阴蒂，底边是阴唇系带，两边是小阴唇。尿道开口在前庭上部。阴道开口在它的下部。此区域内还有尿道旁腺、前庭球和前庭大腺等重要组织。

阴蒂：位于阴阜下方，两侧小阴唇之间的顶端，是一个长圆形的小器官，末端为一个圆头，有丰富的静脉丛和神经末梢，是女性最敏感的性器官，受伤后易出血，类似于男子阴茎的龟头。

小阴唇：位于大阴唇的内侧，左右两侧的上端分叉相互联合，其上方的皮褶称为阴蒂包皮，下方的皮褶称为阴蒂系带，阴蒂在其间。小阴唇的下端在阴道口底下会合，称为阴唇系带。小阴唇黏膜下有丰富的神经分布，故感觉敏锐。

尿道口：是一个在阴蒂之下的椭圆小孔，介于耻骨联合下缘及阴道口之间，是小便的出口。其后壁有一对尿道旁腺，开口于尿道后壁，是细菌的藏身之处，当细菌由此向上进入尿道时，就会引起尿路感染。

阴道口：阴道口的中医称谓是金光，位于尿道外口稍下部，由一个不完全封闭的富有弹性的黏膜遮盖，这黏膜也叫处女膜。处女膜中间有一孔，月经血由此流出。未婚女性处女膜一般呈半月形或圆形，经过初次性交后处女膜会破裂，黏膜呈许多小圆球状物，称为处女膜痕。处女膜有时可因剧烈运动或外伤而破裂，且在生殖器发育成熟后，处女膜会随每次的经血排出而慢慢减少，随着时间推移，消失也是正常的，所以根据是否有处女膜来判断是否发生过性生活是很不科学的。

○。二、阴道——爱的通路

阴道如同洗衣机的排水管，具有伸展性，是由黏膜、肌层和外膜组成的肌性管道，位于膀胱、尿道和直肠之间，连接子宫和外生殖器。它是女性的性交器官，也是排出月经和娩出胎儿的通道。

阴道下部较窄，开口于阴道前庭。阴道的上部宽阔，包绕子宫颈阴道部，在二者之间形成环形凹陷，称为阴道穹隆（阴道穹），按其位置分为前后左右 4 部分。以阴道穹隆后部最深，并与子宫直肠陷凹紧密相邻。

阴道上皮呈粉红色，表面为复层鳞状上皮，但是没有角化层。阴道壁上皮有许多皱襞以及肌肉层，所以在性交和分娩时，阴道的皱褶将充分伸展。

阴道本身没有分泌腺，那它的正常分泌物来自哪里呢？是由上皮四周丰富的血管网渗透出的少量渗出液与脱落上皮、宫颈黏液混合而成，正常时量不多，呈蛋白样或乳状，是阴道的润滑剂。而且由于卵巢内分泌的刺激，分泌物中含有丰富的糖原，糖原在阴道乳酸杆菌的作用下，产生大量乳酸，使女性的阴道呈酸性（pH4 ～ 5），能抑制各类致病菌的生长。这种天然的生理效应称为阴道自净作用。正常女性的阴道微微潮湿并散发着一种自然的腥味，若长时间不清洗或患了炎症则会出现异常难闻的气味，此时应及时就医。

正常情况下，阴道是胎儿自母体娩出的通道，若生孩子所耗时间太长，胎儿头部压迫阴道壁太久，可导致阴道壁因为缺氧、缺血而坏死，发生严重的漏尿、漏粪现象。因此，分娩时不宜使产程拖得太长。

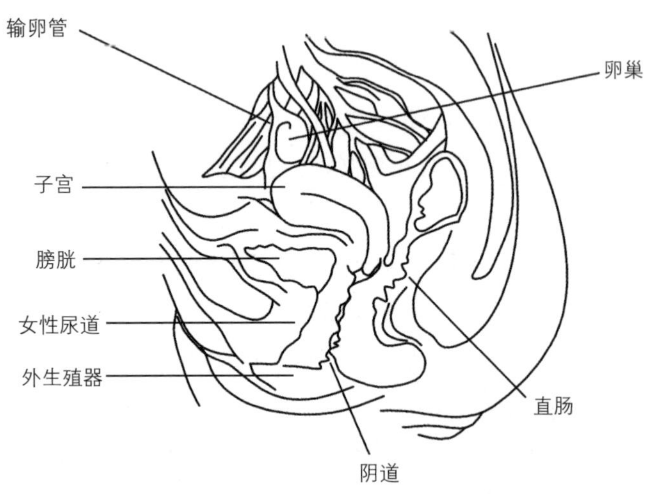

三、子宫——宝贝的温床

子宫，中医称为胞宫、女子胞。子宫是产生月经和孕育胎儿的器官，位于骨盆腔中央，前有膀胱后有直肠。子宫是肌性器官，呈倒置梨形，其大小与年龄及生育有关。子宫可分为底、体、峡、颈四部，子宫上部较宽，称为子宫体；子宫体顶部为子宫底，宫底两侧为子宫角，通向输卵管；下端狭窄呈圆柱状，称为子宫颈，是炎症和癌肿的好发部位，宫体与宫颈比例因年龄而异，婴儿期为1∶2，青春期为1∶1，生育期为2∶1；体的下部与颈之间的狭窄部分为峡，子宫峡随妊娠期逐渐扩展，临产时明显形成子宫下段，产科常在此处进行剖腹取胎。子宫正常稍向前弯曲，前壁俯卧于膀胱上，与阴道几乎成直角，位置可随膀胱直肠充盈程度的不同而改变。

子宫壁由外向内分为浆膜、肌层及黏膜（即内膜）三层。那么产生月经的一层是哪里呢？答案就是子宫黏膜层，月经就是子宫的黏膜层由于受卵巢性激素的影响而发生的周期性脱落，是正常的生理现象。

那么子宫是如何固定在腹腔内的呢？大多数健康的成年未孕女子子宫呈前倾前屈位，子宫的正常位置主要依靠子宫的四对韧带、盆膈、尿生殖膈及会阴中心腱等结构来维持，这些结构受损或松弛时，可以引起子宫脱垂。四对韧带是子宫阔韧带、子宫圆韧带、子宫主韧带、子宫骶韧带。下面谈一谈这四对韧带的情况。

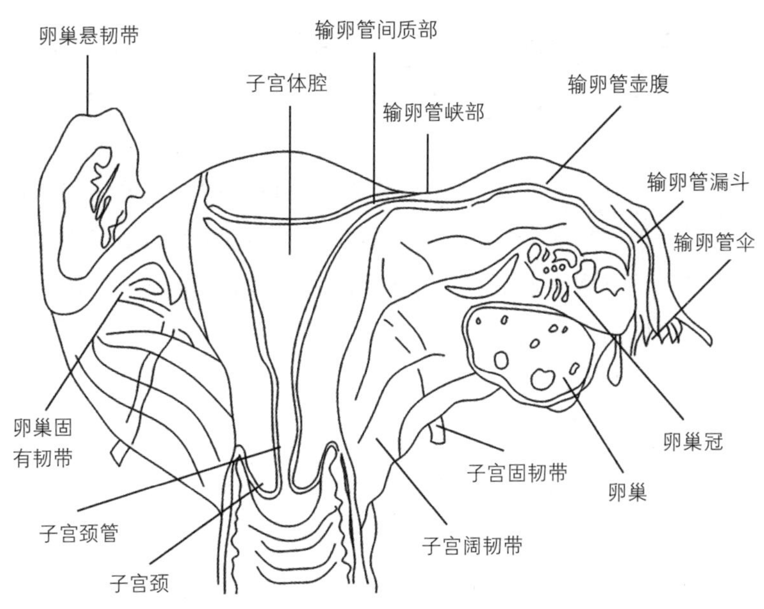

子宫阔韧带

位于子宫两侧，上缘游离，包裹输卵管，其外侧端移行于卵巢悬韧带。下缘和外侧缘与盆底和盆侧壁的腹膜并行，内侧缘与子宫前、后面的腹膜相续，子宫阔韧带的作用是限制子宫向两侧移动。

子宫主韧带

位于子宫阔韧带基底部，由结缔组织和平滑肌纤维构成。连于子宫颈与盆侧壁之间，呈扇形。该韧带是固定子宫颈，使子宫维持在坐骨棘平面以上的重要结构，损伤或牵拉造成该韧带松弛后，容易引起子宫脱垂。

子宫圆韧带

由结缔组织和平滑肌纤维构成。起自子宫角，输卵管附着部的前下方，在子宫阔韧带前叶覆盖下弯向盆侧壁前行，越过髂外血管至腹壁下动脉外侧，经深环入腹股沟管，出浅环附着于阴阜及大阴唇皮下，它是维持子宫前倾的主要结构。

子宫骶韧带

由结缔组织和平滑肌纤维构成，起自子宫颈后面，向后呈弓形绕过直肠外侧，附着于骶骨前面。其表面有腹膜覆盖，形成直肠子宫襞。该韧带的作用是向后上方牵引子宫颈，防止子宫前移，使子宫维持前屈姿势。

子宫是我们在这世界上第一个温暖的家，也是我们给孩子的第一个家，它既关系到我们的健康，又关系到下一代的成长，所以我们要保护好它。

首先要杜绝不洁的性生活及放纵的性生活，避免引起阴道炎、宫颈炎、宫颈糜烂、子宫内膜炎、输卵管炎症等。其次，产后不宜经常下蹲或干重活，防止造成腹压过大，造成子宫沿着阴道向下移位而逐渐脱出子宫外口，这在医学上称为子宫脱垂。第三，避免医源性伤害，医生在做人工流产等宫腔手术时不能看见宫腔，是“盲操作”，因此有少数患者因术前未查清楚子宫位置、大小，手术时器械进入方向与子宫曲度不一致，或用力过猛等而造成子宫损伤，甚至穿孔；或者造成宫腔感染、宫颈或宫腔粘连，导致继发性不孕。第四，避免多次妊娠，部分已婚女性生了女儿想生儿子，多次怀孕，以致成为“超生游击队”。每增加一次妊娠，子宫就增加一次风险，连续怀孕 3 次以上者，子宫的患病率将会显著上升。

HIV
你呀，都做了四次，再做以后就生不了啦。
老大，老二，老三，快来吃饭了。

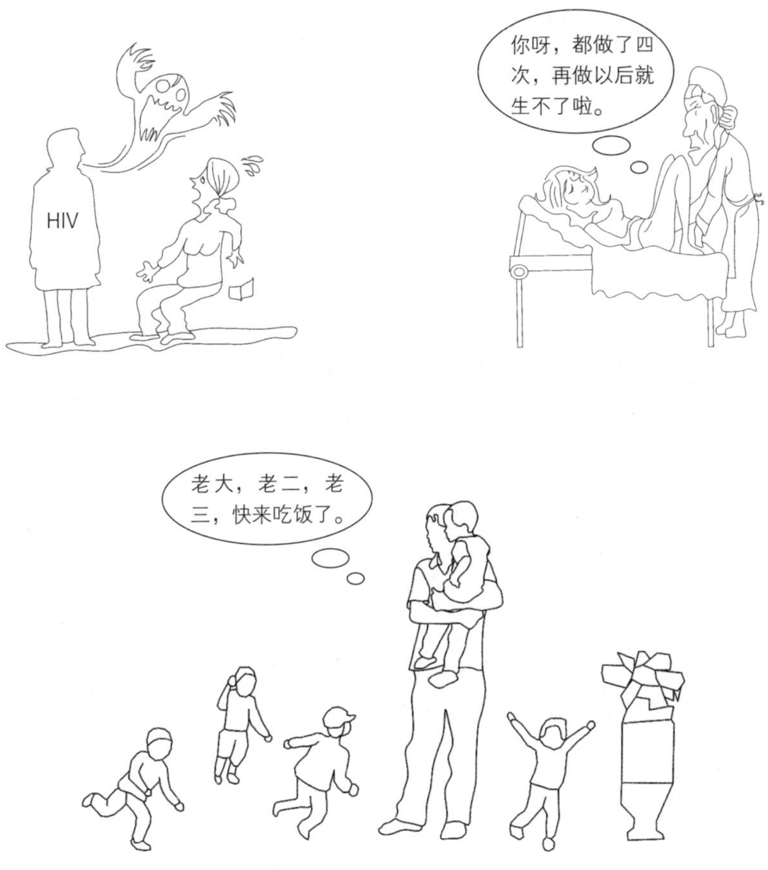

女性在平时生活中要想保护子宫健康，吃一些富含维生素的食物是必不可少的。比如维生素 C 和维生素 E，每天服用 90 毫克的维生素 C 和 30 毫克的维生素 E，可帮助女性大大地降低患子宫肌瘤以及卵巢癌的概率。叶酸不仅能够减少胎儿患先天性疾病的概率，同时还可以起到保护子宫的功效。同时有研究发现，

在平时生活中多补充叶酸可很好地降低女性卵巢癌的发生率。高钙食物能够起到降低卵巢癌发生的作用。在一项研究中发现，每天摄取高钙食物的人相比摄取钙质不足的人，卵巢癌发生率会降低 46%，特别是那些已经患有子宫疾病的女性，适量多吃高钙食物能够缓解这些病症。

四、输卵管——生命的通路

输卵管为一对细长而弯曲的管道，位于子宫阔韧带的上缘，内侧与宫角相连通，外端游离，与卵巢接近，全长为 8 ～ 15 厘米。根据其形态可分为四部分：间质部、峡部、壶腹部、伞部。

输卵管具有复杂而精细的生理功能，输卵管通过伞部捕获卵子并在一定时间内将精子和卵子从不同方向运送至壶腹部，使两者结合变为受精卵，至子宫适宜受精卵着床时再将其运送至宫腔。故输卵管的通畅是受孕必不可少的主要条件之一，输卵管的管腔比较狭窄，最窄部分的管腔直径只有 1 ～ 2 毫米。当发生输卵管炎或盆腔炎时，输卵管的最狭窄部分及伞端很容易发生粘连而造成不孕。

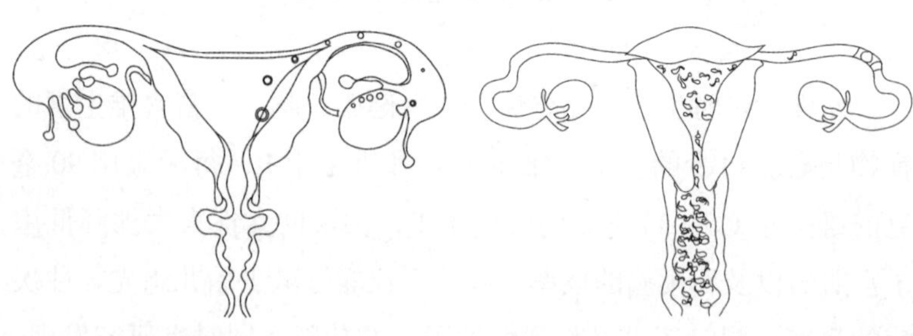

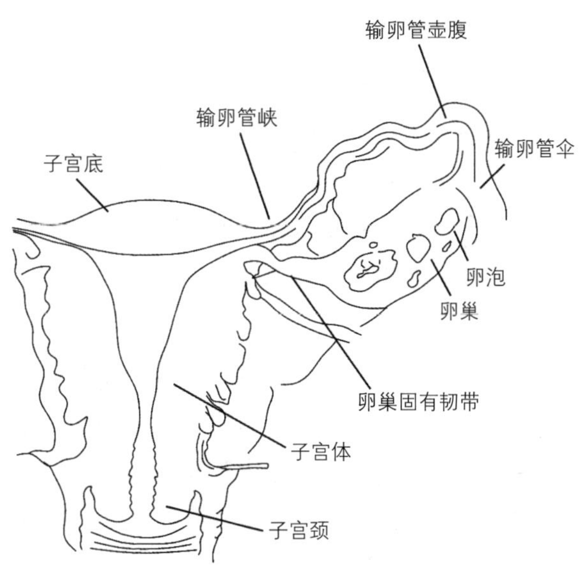

五、卵巢——孕育生命的摇篮，产生生命的源泉，卵子的家园

卵巢是雌性动物的生殖器官，左右各一，灰红色，质较韧硬，呈扁平的椭圆形，表面凸隆，幼女者表面平滑，性成熟后，由于卵泡的膨大和排卵后结瘢，致使其表面凹凸不平。卵巢的大小和形状也因年龄不同而异。在同一人，左右卵巢并不一致，一般左侧大于右侧。35～45岁时，卵巢开始逐渐缩小，到绝经期以后，卵巢可逐渐缩小到原体积的1/2。通常成人卵巢的大小，相当于本人拇指指头大小。由于卵巢屡次排卵，卵泡破裂萎缩，由结缔组织代替，故其实质渐次变硬。

卵巢分为内、外侧两面，上、下两端，前、后两缘。卵巢内侧面朝向盆腔，多与回肠紧邻，外侧面与盆腔侧壁相接触。卵巢上端钝圆，名输卵管端，与输卵管伞端相接，下端略尖，朝向子宫，称为子宫端。卵巢前缘有卵巢系膜附着，称为卵巢系膜缘。此缘较平直，其中央有一裂隙，称为卵巢门，是卵巢血管、淋巴管和神经出入之处。卵巢后缘游离，称为独立缘，较为凸隆，朝后内方。

如果把卵巢的结构比作一个鸡蛋，它的外表有一层生发上皮组织就相当于蛋壳，其下方有薄层的结缔组织白膜则类似鸡蛋的凤凰薄衣。卵巢的内部结构可分为皮质和髓质。皮质相当于鸡蛋的蛋白位于卵巢的周围部分，主要由卵泡和结缔组织构成；髓质相当于蛋黄位于卵巢中央，由疏松结缔组织构成，其中有许多血管、淋巴管和神经。

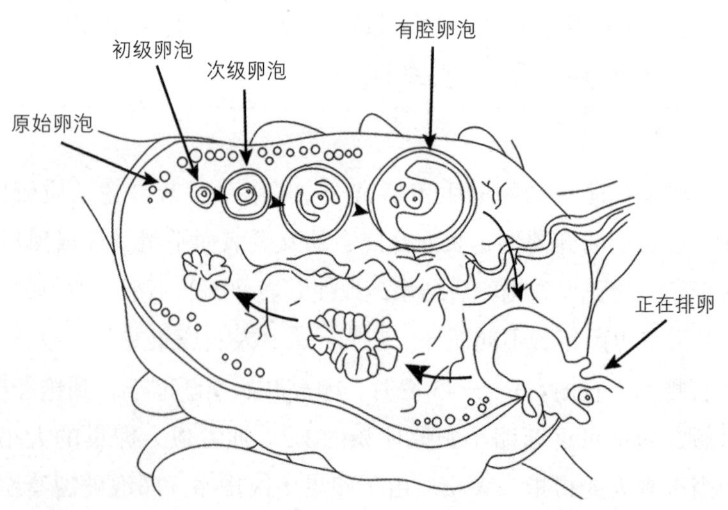

卵巢除借助卵巢系膜固定于子宫阔韧带外，还借卵巢悬韧带

和卵巢固有韧带与盆腔侧壁及子宫相连。此外，输卵管伞端对卵巢也稍有固定作用。

卵巢功能包括生殖功能和分泌激素的功能。卵巢是我们的秘密花园，里面藏有许许多多个“种子”，我们营养充足，“种子”才能慢慢长大。另外还需要给“花园”定期施肥，卵巢分泌的雌性激素和孕激素（或称黄体酮）就相当于肥料。雌性激素的主要作用是促进女性生殖器官的生长发育，促进女性第二性征的出现等；孕激素的主要作用是促进子宫内膜在雌性激素作用的基础上继续生长发育，为受精卵在子宫里着床做准备。因此，只有适度地施肥浇水，“种子”才会更好地生长。“种子”长大了、成熟了，终于有一天她离开了生养她的“花园”，到了另一个地方——输卵管里等候她的真爱精子的到来。从青春期开始，每月有一定数量的卵泡生长发育，但通常只有一个卵泡成熟（大约经历 28 天），并且排卵。成熟卵泡的直径可达 1 厘米左右，突出于卵巢表面。然而，随着年龄的增长，排卵数量越来越多，卵巢的功能会逐渐退化，从而出现卵巢功能衰退等一系列疾病，主要表现为以下几种情况：①生殖系统：月经不调、阴道干涩、排卵率低、性生活障碍和性冷淡等；②自主神经系统：潮热、易怒、抑郁、失眠等；③体形：发胖、小腹臃肿、臀部下坠、水桶腰等；④皮肤、毛发：干燥、失去弹性、脱发、光泽减退；⑤免疫力降低、易感冒、易感染炎症或患慢性病等；⑥心血管系统：动脉粥样硬化，如心肌缺血、心肌梗死；⑦泌尿系统：尿道萎缩、尿多、尿频、尿失禁等；⑧骨骼：颈椎病、风湿病、关节炎、骨质疏松症等；⑨消化系统：胃部不适、食欲减退、便秘等。

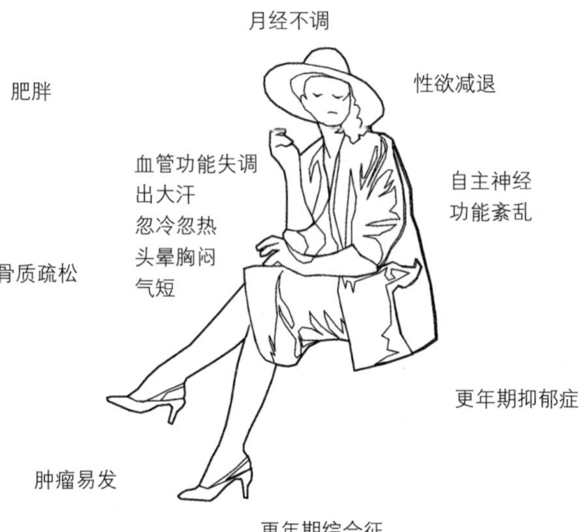
月经不调
肥胖
性欲减退
血管功能失调
出大汗
忽冷忽热
头晕胸闷
气短
自主神经
功能紊乱
骨质疏松
更年期抑郁症
肿瘤易发
更年期综合征

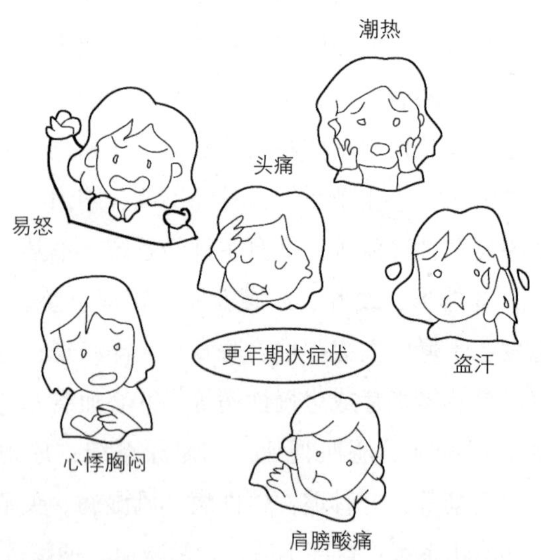
潮热
头痛
易怒
更年期状症状
盗汗
心悸胸闷
肩膀酸痛

第二章

月经是女性生殖健康的测量器

“月经”在《妇产科学》里的定义指伴随卵巢周期性变化而出现的子宫内膜周期性脱落及出血。规律月经的出现是生殖功能成熟的重要标志。《中医妇科学》里的月经定义是胞宫周期性出血，月月如期，经常不变，称为“月经”。因它犹如月亮的盈亏、海水的涨落，有规律和有信征，一月来潮一次，故又称它为“月事”“月水”“月信”等。单从中西医对月经的定义，我们就可以看出月经对女性的生殖功能是非常重要的。女性从初潮到绝经，中间除了妊娠期、哺乳期外，月经都是有规律地按时来潮。当然现代社会里，月经也有一些俗语和代号，如“大姨妈”“倒霉”“来事儿”等。对青春期女性来讲，月经是女子发育成熟的标志；对育龄期女性来讲，月经是女性生殖健康的信号，当信号显示正常，则意味着女性生殖功能正常，当信号显示异常，则很可能表示女性生殖功能出现了问题。因此，月经是女性生殖健康的测量器。

一、温和自律的“大姨妈”——健康月经的样子

“大姨妈”是俗称，她的正名叫“月经”，还可以叫“月事”“月水”“月信”，另外的俗名叫“倒霉”“坏事儿”“好事儿”。

大姨妈是伴随每一个健康育龄女性必不可少的小伙伴，每人都有，无论高矮胖瘦、贫富贵贱、黑白美丑。如果我们对她呵护有加，温柔以待，那么每个人的“大姨妈”就会温和自律，让你身心都感觉不到痛苦，仅是有点不方便而已；否则，肯定会针锋相对，不依不饶，让你感受到她的威严和厉害，甚至会让你痛不

欲生，生不如死。

首先看看下面几个美女的“大姨妈”的情况吧。

人物	“大姨妈”的情况
小梅，16 岁	小梅上高中一年级了，女同学中绝大部分都来月经了，只有她的“大姨妈”迟迟不肯问候。初中时校医就给她妈妈打电话让带孩子看妇科，现在高中校医又给她妈妈打电话，建议去看妇科。
灵灵，20 岁，大学生	13 岁就来了“大姨妈”，但是每次“大姨妈”都是想来就来，想走就走，别人的“大姨妈”每月来一次，可灵灵的“大姨妈”每月次数不定，多则一月数次，少则数月一次，直到上大学了，还是这样任性，真拿她没办法。
小她，26 岁，公务员	她的“大姨妈”每月光顾一次，但每次出现都惊天地，泣鬼神，她的血量很大，同时更痛苦的是肚子特别疼，疼得每次需要请假休息，使得全家人都心惊胆战，“大姨妈”走后，她像大病了一场的样子。但刚刚恢复正常没几天，痛苦又开始了。好些人说等将来结婚生孩子了就会好一些，所以她准备早点脱单帮助自己解决这个问题。
小熙，27 岁	从有“大姨妈”以来，她和“大姨妈”的关系就很疏离，“大姨妈”总是很长时间不来看她，最长一次是半年多才出现，而且很着急就走了。每次好不容易盼来了，没两天就匆匆离去，杳无音信。眼看着婚期将近，真是发愁万一影响怀孕该怎么办?
李婆婆，50 岁	她的“大姨妈”跟随她多年，一直都挺规矩。但最近一年“大姨妈”经常来了不走，一出血就像南方梅雨季节一样，持续十余天，也不疼也不痒，一个月好像没几天看不见她。

以上“大姨妈”的情况正常吗？相信很多人都有诸如此类的姨妈轨迹，不过，话说回来了，您知道什么是“大姨妈”正常的样子吗？

下面我们认真地谈一谈一个正常的“大姨妈”应该具备的最起码的个人素质，也就是说正常月经的样子。

首先的印象：一个健康的“大姨妈”必须温和且自律，温和指她的出现给人不严厉的感觉，不让人痛苦；自律就是严格遵守规则，尊重领导，严于律己，中规中矩，按时按量，本本分分，不随心所欲，也不玩忽职守。

然后就是其最主要的表现，通常一个人好不好，不能单靠她自己说什么，而是要看她的具体行动是什么。那么，我们就需要看“大姨妈”的这些情况来判断：初潮、周期、经期、经量等。下面我们来逐条说一说。

1. 初潮

所谓“初”就是第一次，初潮就是第一次月经来潮，初潮的年龄就是“大姨妈”第一次光顾的时间。初潮时间受很多因素的影响，比如生活环境（地域）、气候、风俗、种族、营养等，还受遗传的影响。WHO 建议的正常初潮时间应该是 11 ～ 18 岁。一般都在 13 ～ 15 岁之间，平均 14 岁左右，可以早至 11 ～ 12 岁，迟至 15 ～ 16 岁。如果太早或太晚，需要到医院看妇科。有的时候月经初潮时间稍晚些可能是发育晚，没有大问题，但有的时候原因很可怕，比如刚才举例中的第一个女孩小梅，后来她妈妈带她去看妇科，大夫检查后发现这孩子根本就没有子宫，当时她妈妈非常震惊，这种情况就是想治都没法治。当然，最近有外国的新闻报道有移植子宫的方法，但这毕竟离我们还有一段距离。

2. 月经周期

月经周期是两次月经之间间隔的时间，即从一个月经周期的出血第一天开始到下一个月经周期出血前所用的时间，比如一个月经规律的女性，她 11 月 1 日开始月经出血，下一次是 12 月 1 日出血，那么她的月经周期是 30 天；如果她 11 月 1 日开始月经出血，下一次是 11 月 29 日出血，那么她的月经周期就是 28 天。那么，一个健康的温和自律的“大姨妈”多久来看你一次比较合适呢？ 28 天加减 7 天属于合适时间，即正常的月经周期是 21 ～ 35 天，最标准的是 28 天，也就是说“大姨妈”隔 28 天光顾一次刚刚好。那么大家看看第二个例子中的灵灵，她每次的“大姨妈”都是想来就来，想走就走，每月不定次数，时则一月数次，时则数月一次，因此她的月经周期肯定有问题。周期的长短虽因人而异，但应该有规律，能够被预测出来，而不是不速之客。

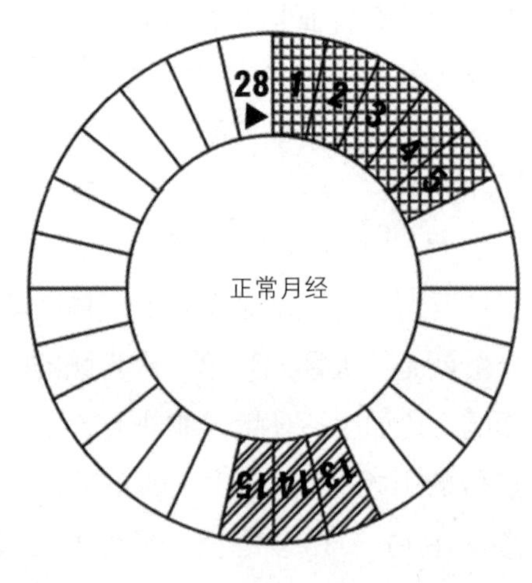

3. 经期

经期就是月经持续的时间。正常的一次“大姨妈”陪伴我们的时间是 2 ～ 7 天。来看刚才的例四，27 岁的女孩小熙。她和“大姨妈”的关系很疏离，“大姨妈”很长时间也不来看她，最长一次半年多了才出现，而且走得很着急，每次好不容易盼来了，但没两天就匆匆离去，杳无音信。它不仅月经周期间隔太久，而且月经期也很短，不足 2 天，这也是不正常的。因此，这个“大姨妈”很不自律，不按规矩办事，草草了事，是个不负责任的“大姨妈”，需要管理培训才行。

4. 经量

经量就是每次来月经时出血的总量。一般情况下，每次出血总量应该在 20 ～ 60 毫升，超过 80 毫升属于过多，少于 20 毫升或者不足 2 天，甚至点滴出现，擦纸时才可见颜色，均属于月经过少。一个正常健康的“大姨妈”应该严格控制月经的出血量，适量为宜，过多过少都不利于健康。

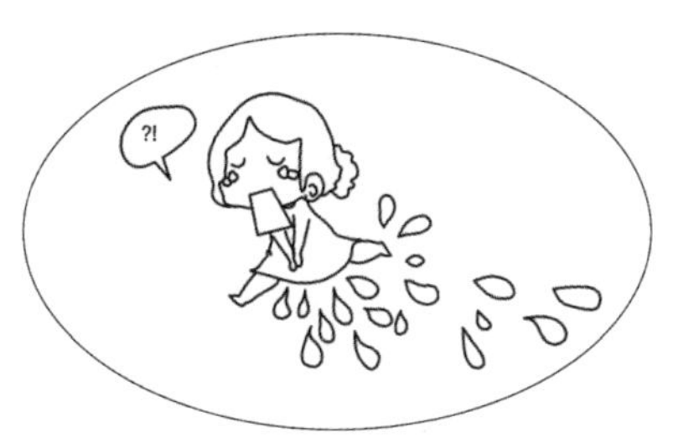

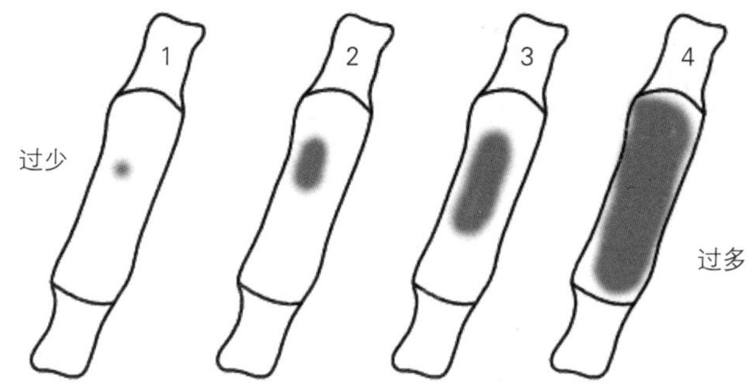

月经量多少才算正常呢?
我一次两三天
就结束了。
太幸福了！我至
少要折腾七天。

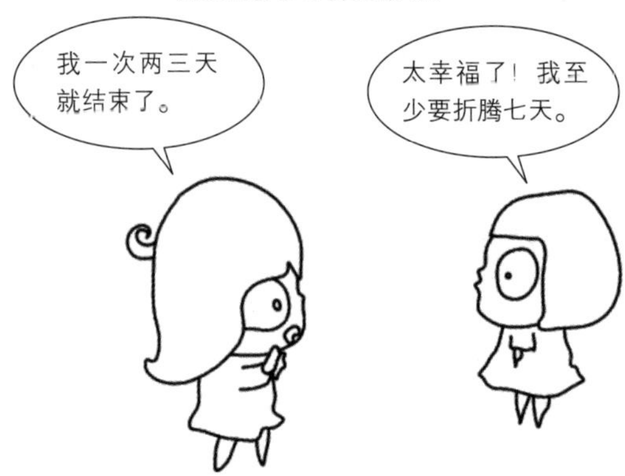

二、失调的“大姨妈”——异常月经的常见情况

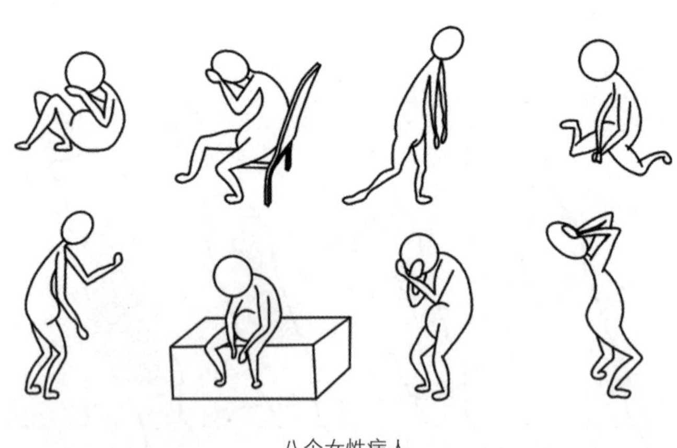

八个女性病人

病案一

小赵，19岁，未婚。近半年月经18～22天，量多，色淡红，每次月经期间自觉疲乏无力，经常腹泻，食欲差，这些情况经后逐渐好转。平常面色苍白，容易疲劳。

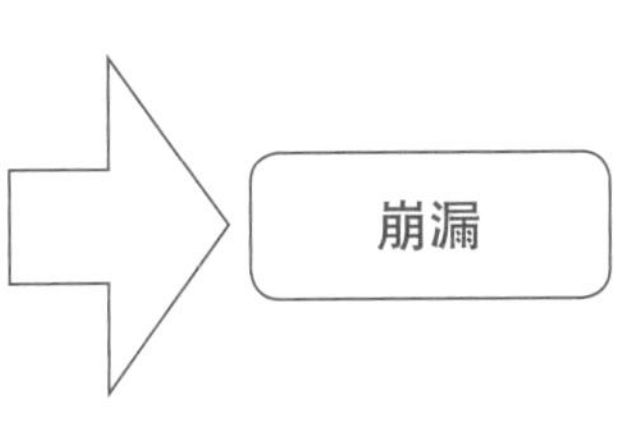

病案二

张女士，32岁，喜食辛辣多年，每次月经持续10多天，月经周期正常，经量偏多，色深红，口干喜冷饮，大便秘结，小便黄，经前颜面部长痘痘。

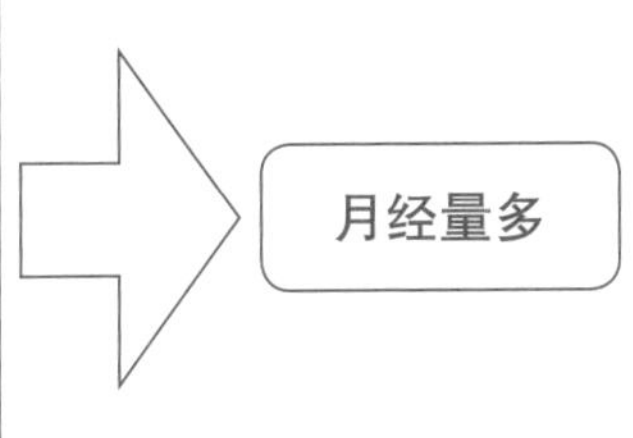

病案三

小段，35岁，因连续两次自然流产，月经不似之前规律，时而周期20余天，时而2月方至。时而经期1～2天，时而半月或一月方净。整日腰酸腿软，精力不济，丢三落四，面色晦暗没有光泽，甚至出现黑斑。

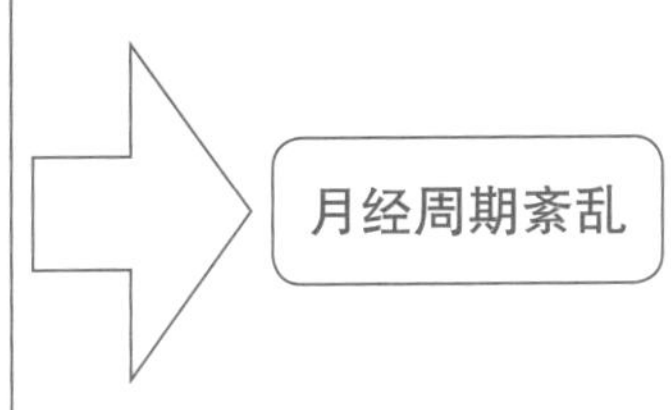

病案四

云云，19岁，未婚。身高1.65米，体重64.5丁克。因为总嫌自己胖，所以这次下了决心一定要减到50千克以内，狠心每天只吃一个苹果，坚持了3个月，终于体重达到了50千克以内，但是与此同时，却惊异地发现早该来的月经却没有来。又过了1个月仍然没有见到“大姨妈”的影子，终于沉不住气的她发现自己因为减肥摊上大事了。

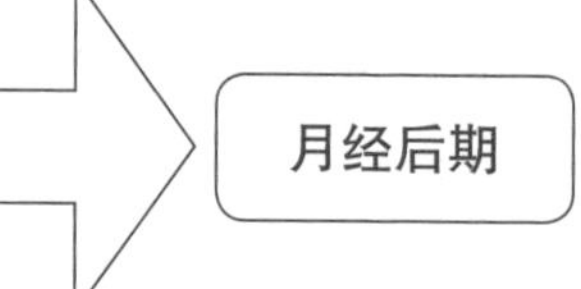

病案五

小吉，28岁，为了能圆满完成领导安排的任务，使自己在同事中脱颖而出，每天拼命努力工作，早起晚睡，兢兢业业。但她脸色越来越差，眼圈越来越黑，精力越来越差，月经也越来越少，甚至有半年没来月经了。

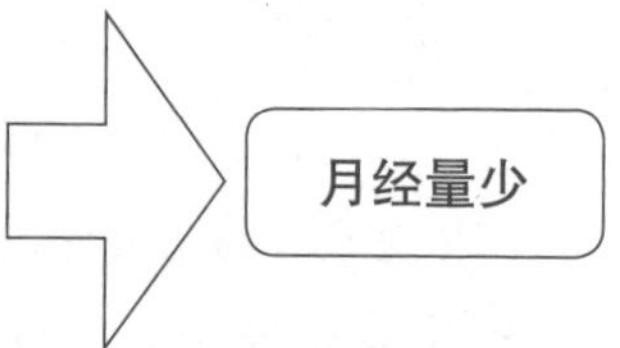

病案六

小叶，16岁，中学生。自初潮开始已4年，每次行经第一天腹痛难忍，手足冰凉，得用热水袋外敷腹部，才能减轻疼痛，不然得等到第二天时腹痛才得以缓解。

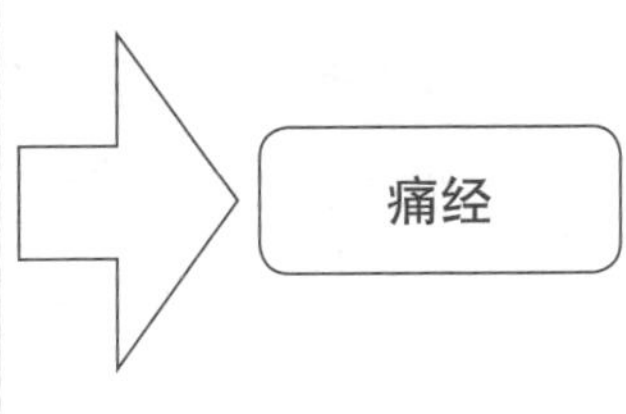

病案七

路某，34岁，公司职员。因为工作压力很大，逐渐出现月经紊乱，周期延后，月经量逐渐减少，现7个月未曾来潮。期间也曾服中成药、激素治疗，但停药后月经又出现停闭。之后体重逐渐增加以致肥胖。B超提示多囊卵巢综合征。

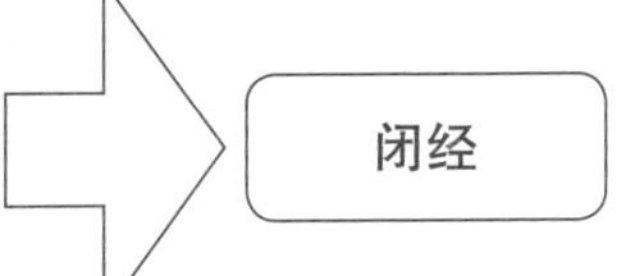

病案八

杜某，49岁，会计。月经提前10天来潮，量少，伴有心烦失眠，腰酸腿软，口干口苦，烦躁易怒，时有烘热汗出，记忆力减退，大便干燥。

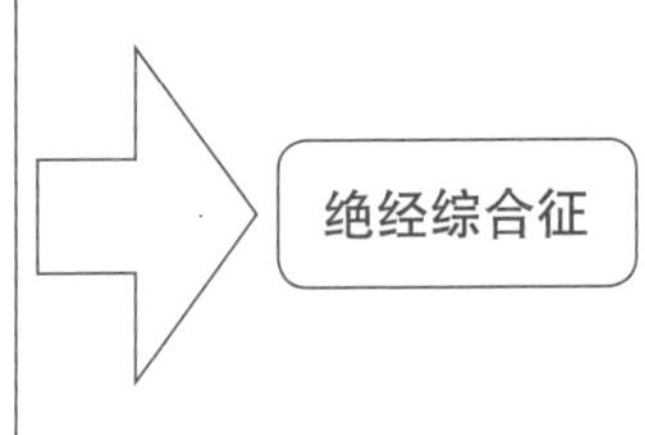

上述情况都属于月经病。接下来的问题是各种疾病是怎么发生的？我们又该如何预防？哪些是应该做的，哪些是不应该做的呢？想知道的话，就请接下来继续学习吧！

下面我们分别介绍各类月经病里的不同情况。

1. 乱了节奏的“大姨妈”——崩漏（功血）

子宫内膜会在卵巢产生的激素影响下发生相应的变化，月经来自子宫内膜的剥脱，所以正常情况下，月经都是周期性的，每次的期、量、色、质都大同小异。如果各个指标都出现了问题，显然就不正常了。

一旦某种因素使固有的节律紊乱，表现为突然大量阴道出血，或者出血量虽少但持续时间较长的时候，中医就称之为“崩漏”，西医叫作“异常子宫出血”，它属于疑难杂症，月经的周期、经期、经量等都出现了异常，大出血时还会有生命危险，因此，一旦出现这种情况必须及时就医。

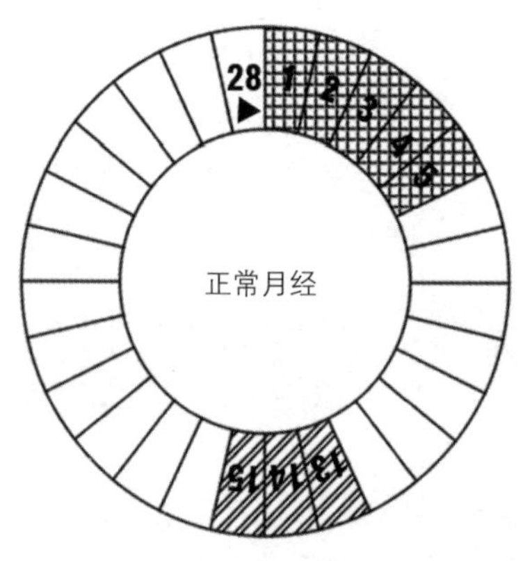

不要单纯地认为所有的异常子宫出血就是崩漏。实际上，好多疾病都可以引起异常子宫出血，比如子宫内膜息肉、子宫腺肌病、子宫肌瘤、恶性肿瘤、血液病、卵巢的排卵障碍等。从中医妇科来看，月经过多的常见病因病机有肾虚、脾虚、血热和血瘀等。所以，在没有查明原因之前，不要擅自应用中药或西药，有可能延误病情，所以务必到医院找专科大夫进行诊治。

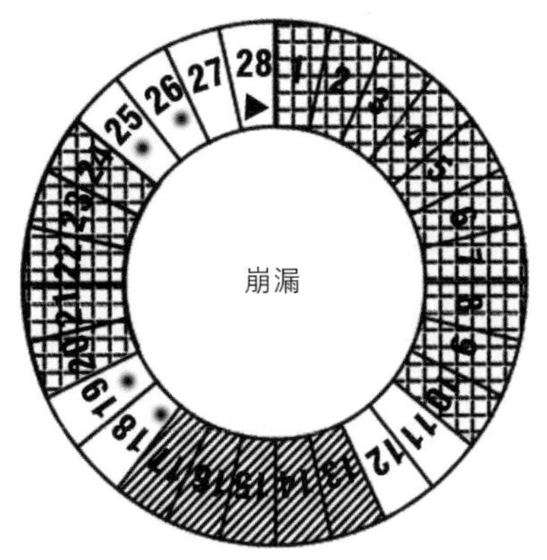

月经一旦频繁光顾而使女性没有规律的随意出血，肯定有其原因，决不能见血止血，一定要寻根求源，对因处理。到专科医院就诊时，医生一般会做一些常规检查来查找病因。比如是由全身性的疾病导致，还是内分泌方面的原因，或者是血液方面的因素，还可能是妊娠后的异常出血，异物也能导致阴道异常出血，还有药物性的因素，甚至恶性肿瘤等因素，都要一一排除，才能对症下药，达到药到病除的目的。

2. 不服管教的“大姨妈”——月经过多

月经的周期、经期正常，月经量明显多于既往的情况，叫作月经过多。正常的月经量为 30 ～ 80 毫升，如果出血量超过正常标准，达到 100 毫升以上，就属于月经过多，需要进行治疗。

当然，有不少妇产科疾病和其他疾病都可造成经量过多，不能一见月经量多就认为其属于中医妇科的“月经过多”病，比如有子宫肌瘤、子宫肥大病、盆腔炎症和子宫内膜异位症的患者，都会出现月经过多，有人带了避孕环也会出现月经过多；有人则是由于内分泌失调造成的，比如内分泌腺出现了问题；也可以是凝血机制出现问题；有人可能是长了恶性肿瘤等；也有可能是由于流产，所以一旦月经量多了，一定要去找专科大夫诊断一下，不可掉以轻心。在中医妇科看来，月经过多的常见病因病机与气虚、血热、虚热和血瘀等有关。

3. 赖着不走的“大姨妈”——经期延长

若月经周期正常，经期超过 7 日以上，但不超过 2 周的情况，属于经期延长。经期正常情况下不会超过 7 天，超过 7 天就属于异常了。而异常会见于以下情况：异常子宫出血病中的排卵型功血中的黄体萎缩不全和子宫内膜炎，也会见于子宫内膜异位症、子宫腺肌病、带环后出血、子宫肌瘤等。所以，一旦发现经期延长了，要去医院找专科大夫做个检查，以便精准治疗。

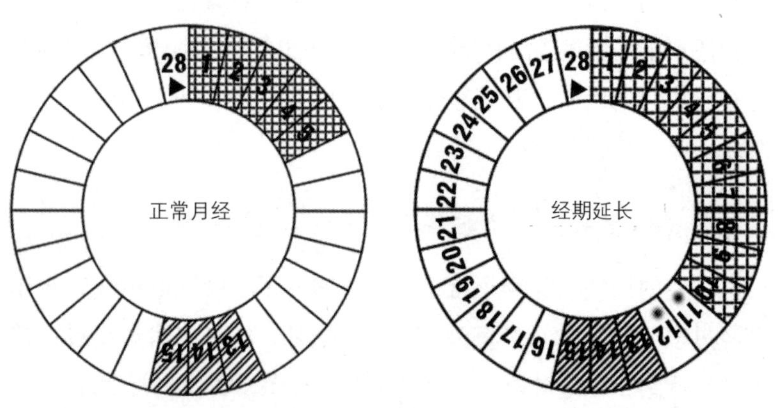

为什么“大姨妈”会该走不走呢？在《中医妇科学》里认为有以下几种类型：气虚、虚热和血瘀。进一步分析：控制和统摄月经血的能量不够即为气虚；由于血的不足导致推动血行的力量偏大，血不能按时停止即为虚热；血行的道路被阻塞，使血不能沿正常道路行驶而外溢，不能按期止血即为血瘀。

4. 吝啬的“大姨妈”——月经过少

月经周期正常，月经量明显少于既往，不足 2 天，甚或点滴即净的情况，叫作月经过少。经量如果少于 20 毫升，或经期短于 2 天，都属于这种情况。要知道经量应该为 30 ～ 80 毫升，经期应该是 3 ～ 7 天的，太吝啬了吧？！但大家要知道，之所以成了吝啬的“大姨妈”可能是有原因的！

月经过少的原因不止一种。如果出现在初潮后，应考虑幼稚子宫、子宫发育不良；如果经量正常以后逐渐减少，可见于反复流产后子宫内膜的损伤，或人流后宫颈、宫腔粘连，还可能是子宫内膜结核，这种情况常常会和周期的异常同时出现；另外也可能是内分泌腺如甲状腺功能异常；也不能排除早孕的可能，这些情况都需要专科检查才能确诊，仅凭临床表现是不能确诊的。另外，月经过少的情况也常见于卵巢功能减退、卵巢早衰、多囊卵巢综合征、高泌乳素血症等情况。因此，一旦出现月经量明显减少，还是应该去医院诊查一下，早点发现问题，针对性解决，以便及时治疗，防止延误病情。

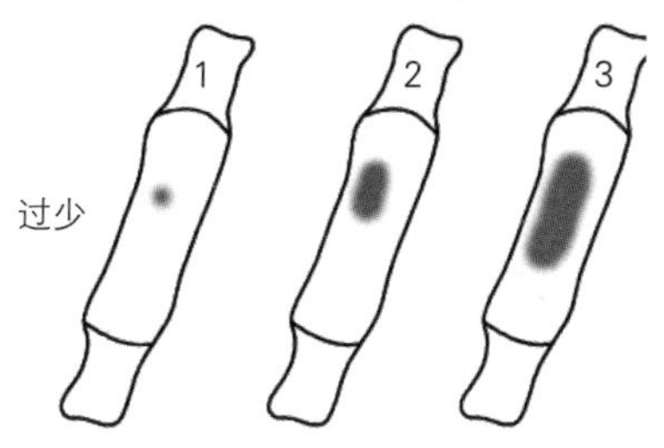

月经量有多少才算偏少呢？
一般认为经量少于 20 毫升即为月经量少。
有的人太幸福了，居然两天就结束了。
我的月经量每次都很少。

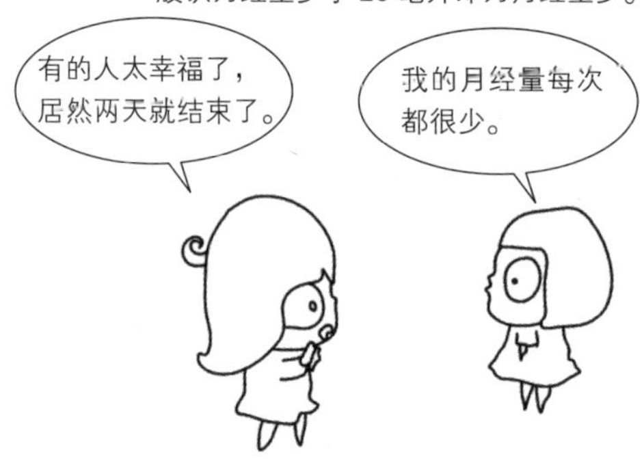

在中医妇科来看，月经过少的常见病因病机与月经后期类似，与血虚、肾虚、气滞、血寒、痰阻等有关。

5. 姗姗来迟的“大姨妈”——月经后期

月经周期错后 1 周以上，甚至 3 ～ 5 个月一行，经期正常，连续 2 个月经周期以上的情况，属于月经后期。月经，顾名思义应该按月行经，但如果总是姗姗来迟，迟于正常时间，就属于月经后期。

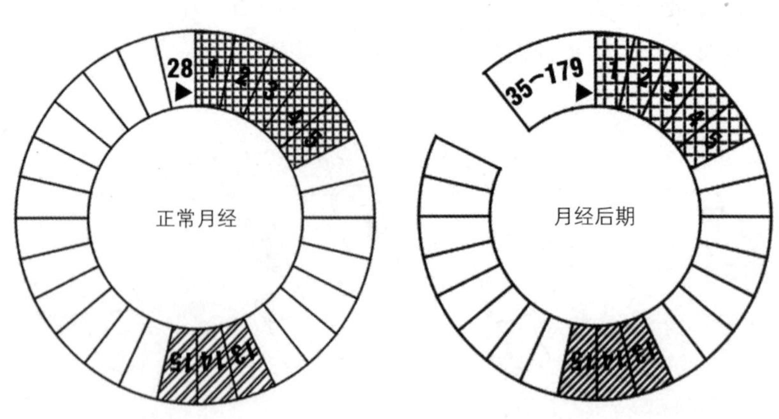

月经后期是一种临床表现，而且有时候出现一次月经后期也不见得都是发生了疾病，需要再观察下一次月经的情况，仅仅一次推迟而后面又正常了的情况，就不算疾病。另外，在初潮后一年内，绝经前周期的延后，这些情况不属于疾病。但在育龄期如果反复出现或连续出现月经后期就属于病理情况，生理情况的就是早孕，注意及早发现。也有很多原因和疾病都可以造成月经后期，比较常见的疾病是多囊卵巢综合征、卵巢储备功能低下、高泌乳素血症、子宫内膜结核等，还有内分泌腺如甲状腺功能减退等情况，这些患者中常有月经推后的表现，而且多伴有不孕或不良妊娠结局发生，一定不能掉以轻心或麻痹大意，要早诊断，早治疗，防止延误病情，避免失去治疗的机会，所以要及早到医院就医。

在中医妇科来看，月经后期的常见病因病机与月经过少类似，与血虚、肾虚、气滞、血寒、痰阻等有关。

6. 不愿露面的“大姨妈”——闭经

女子年过 16 周岁，月经尚未初潮，或月经来潮后又中断 6 个月以上的情况，属于闭经。前种情况属于原发性闭经，月经从未来过；后一种属于继发性闭经，月经来过之后半年以上不再来的情况。

闭经是一种临床症状，很多生理和病理情况都可以导致闭经。

闭经有时候是生理现象，比如少女在初潮后一段时间内有停经现象，以及绝经过渡期的月经停闭，妊娠期或哺乳期暂时性停闭月经。也有的女性由于生活环境突然改变，比如外地求学、工作、出差等，出现短暂的月经 1～2 次不见来潮，若无其他不适，也可以继续观察，暂不作病论。

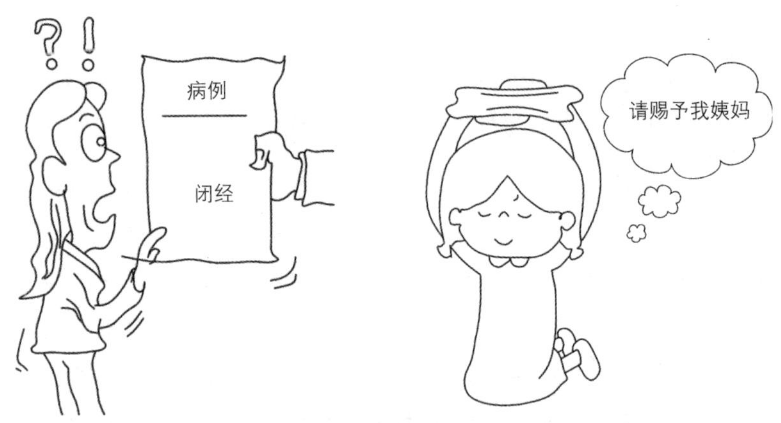

原发性的闭经会见于一些生殖器官的先天性发育缺陷，对于到了初潮年龄不见月经来潮的情况，应该提高警惕，及早做超声检查，若发现先天性生殖器官发育异常，比如幼稚子宫或卵巢缺失、处女膜闭锁等情况，可及早救治，防止错失治疗时机。继发性闭经可见于多种情况，有中枢性的，比如下丘脑性闭经、垂体性闭经、卵巢性闭经、子宫和下生殖道性因素导致的闭经。下丘脑性闭经见于精神应激、体重下降、运动性闭经、药物性闭经、颅咽管瘤；垂体性闭经见于垂体梗死、垂体肿瘤、空蝶鞍综合征等；卵巢性闭经见于卵巢早衰、卵巢功能性肿瘤、多囊卵巢综合征等；子宫性闭经见于 Asherman 综合征（多次人工流产刮宫过度或产后、流产后出血刮宫损伤子宫内膜导致宫腔粘连而闭经）、手术切除或放疗损伤，也见于后天性的损伤，比如子宫切除、卵巢切除，或手术后的粘连闭锁等情况，还可以见于其他内分泌腺功能异常如甲状腺、肾上腺、胰腺等功能性、器质性病变引起的闭经。不同情况的闭经需要相应的检查方法和手段。所以，一旦出现闭经现象，务必及早就医，进行专科检查，以便精准治疗，防止错过时机。

闭经在中医妇科来看（除了生理情况和部分器质性非药物治疗的情况），大多是由月经量少或月经后期逐渐发展而来，病因病机复杂，但“辨证求因”可分成两大类型：虚和实。虚的情况多因先天不足或后天损伤导致血虚精血亏少，血海空虚，无血可下而致经闭不行；实证多因邪气阻隔堵塞，冲任受阻不通，经血不得下行而致经闭。好比河里没有水流下来，造成下游没有水流的原因，一个是水源干枯，一个是水道被堵。给月经提供物质基础的脏腑包括肾、脾，所以当肾虚脾虚，无力持续提供精微物质充当月经的主要成分时，月经就会因物资匮乏而断货了；当运行月经通行的道路被这样或那样的垃圾堵塞，影响了经血通行的道路时，也会发生月经停闭的现象。

从中医妇科学来看，闭经的发病原因和机制与肝肾不足、气血虚弱、阴虚血燥、气滞血瘀、寒凝血瘀、痰湿阻滞有关。

7. 带着“紧箍咒”的“大姨妈”——痛经

还记得孙悟空刚刚被唐僧戴上紧箍咒时候的情形吗？疼啊！而“大姨妈”被戴上紧箍咒时，也会疼痛。所不同的是孙悟空是头痛，而痛经是腹痛。还有一点，孙悟空是师傅念咒时才痛，痛经是每到时间即经期才会腹痛。

在月经期或接近月经期前后的时间，出现小腹部疼痛，或痛引腰骶，甚至痛剧以致晕厥的情况，周期性发作，叫作痛经。痛经有原发和继发两种类型。原发性痛经常见于初潮 2 ～ 3 年的年轻女孩。继发性痛经多见于子宫内膜异位症、子宫腺肌症、盆腔炎等。

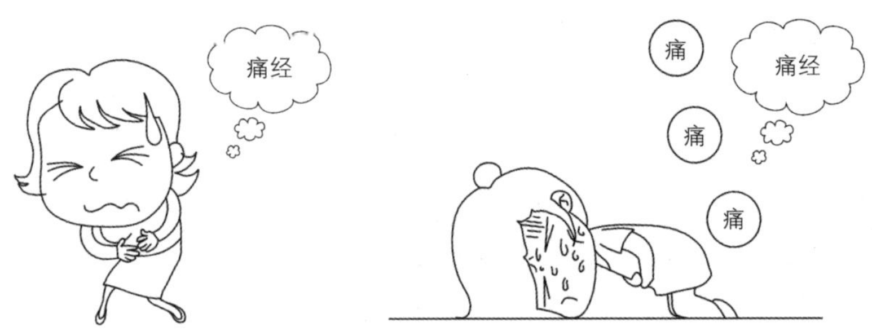

但是，其他一些疾病如果恰巧发生在月经期前后，表现为腹痛时，很不容易和痛经分辨清楚，要注意鉴别。比如正来月经的时候患了阑尾炎、胃和十二指肠溃疡表现为腹痛，就不能盲目地按痛经去治疗，这样会耽误原发疾病治疗，坏了大事；还有，如果有子宫肌瘤、附件炎、卵巢的良恶性肿瘤和直肠肿瘤等，如果恰巧在经期发生了问题出现腹部疼痛，也会表现出类似痛经的症状，而很多病人得了这些病平时也没有明显症状，但如果医生见到这些症状，会有警惕性，不会轻易判断成痛经。其实这些都是可能发生经期腹痛的非痛经病，医生能借助体检和辅助检查，及时发现原发病的阳性体征。所以，即使出现了表现为痛经的症状，也不可忽视其可能由其他情况引起，最好到正规医院诊查一下，确定是痛经后，再按痛经来治，才能把痛经治好。

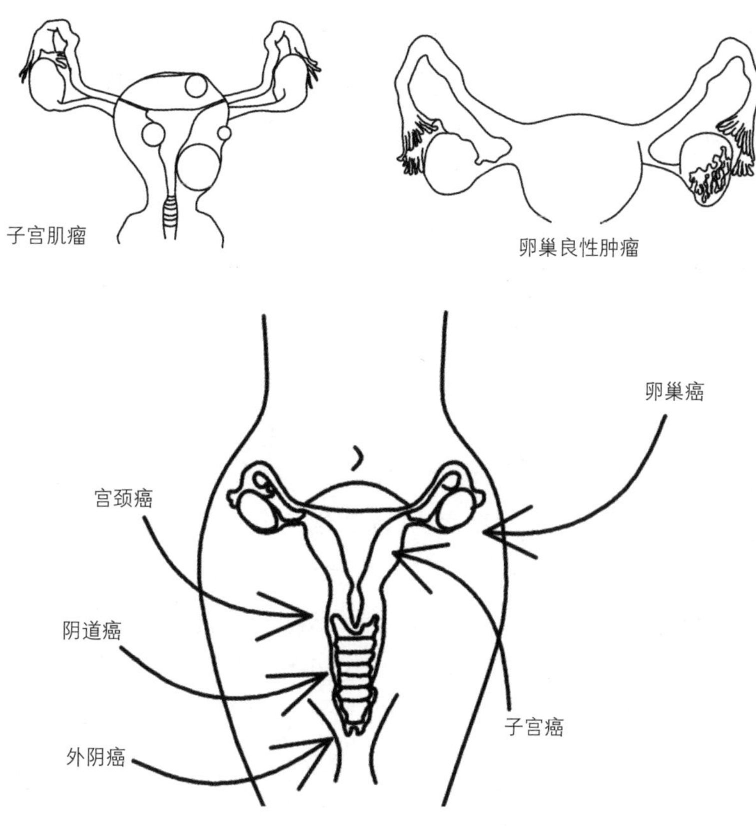

生殖器恶性肿瘤

在中医妇科看来，痛经的常见病机有两大类：虚证和实证，实证是由于邪气阻滞经络不通而疼痛，虚证是不荣则痛，即得不到足够的营养而疼痛。中医术语即“不通则痛，不荣则痛”。常见以下几种证型：气滞血瘀、寒凝血瘀、湿热蕴结、气血两虚、肝肾虚损。

8. 躁动不安的“大姨妈”——绝经前后诸证

妇女在绝经前后，出现烘然而热，面赤汗出，烦躁易怒，失眠健忘，精神倦怠，头晕目眩，耳鸣心悸，腰酸背痛，手足心热，或伴有月经紊乱等与绝经有关的症状，这种情况叫作绝经前后诸证。妇产科学里叫作围绝经期综合征、绝经综合征。

绝经期女性的这些难以忍受的症状出现的主要原因是由于卵巢功能的衰竭使体内雌激素水平骤降，而使体内有雌激素受体的靶器官功能紊乱造成的。绝经前后的最明显变化是卵巢功能衰退，随后是下丘脑－垂体功能退化。近期症状有月经紊乱、血管舒缩症状、自主神经失调症状、精神神经症状，远期症状有泌尿生殖道症状、骨质疏松、老年痴呆、心血管病变等。

其实，在围绝经期这个年龄段，有的女性朋友也会真的患病，患病的症状和更年期症状特别相似，自己是分不清的。比如冠心病、高血压、水肿、失眠、泌尿系感染等内科病，皮肤瘙痒等皮肤病和外科病。如果是由于绝经期卵巢功能下降引起的，就属于绝经前后诸证。如果虽然到了这个年龄，但是卵巢功能并未衰竭，还出现了冠心病、高血压、水肿、失眠、泌尿系感染等内科病，皮肤瘙痒等皮肤病和外科病等症状，就不属于绝经前后诸证，不可一概而论。而这些病的鉴别是很专业的，只能由医生来鉴别，一旦女性朋友们到了七七之年，即 50 岁左右时，出现了各种不适，应该到医院去找专科大夫看看，防止延误病情，及早精准论治以解除身心痛苦。

在中医妇科看来，绝经前后诸证的病机是肾虚。肾虚可累及心、肝、脾，脏腑功能逐渐衰退，机体阴阳失去平衡而导致绝经前后诸证。常见证型有肾阴虚和肾阳虚。

○。三、月经病的分类和病因病机、预防保健措施

1. 月经病的分类

什么是月经病?
以月经的期、量、色、质等发生异常，或者伴随月经周期，或绝经前后出现明显症状为特征的疾病。
哪些病属于月经病?
换句话说，月经病有哪些成员?
这可多啦！比如，月经先期、月经后期、月经先后不定期、月经过多、月经过少……

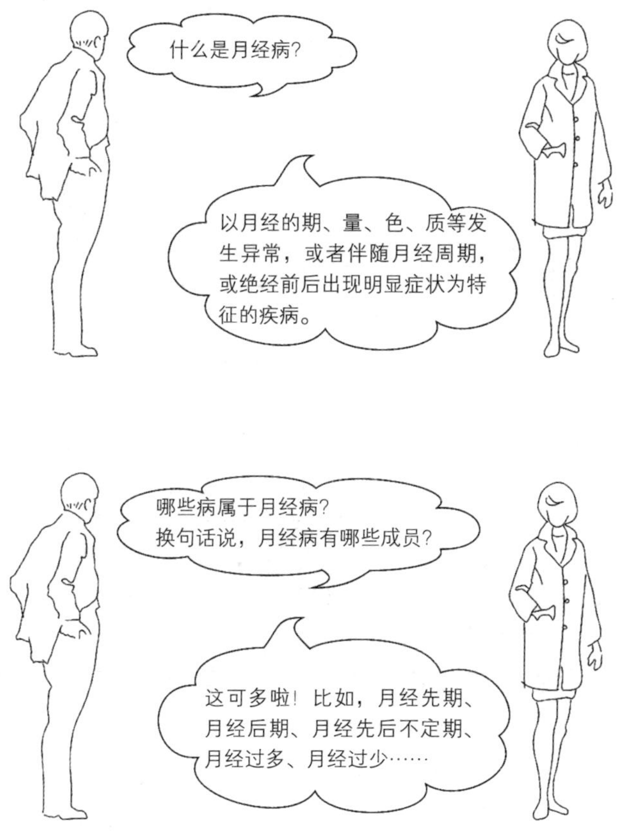

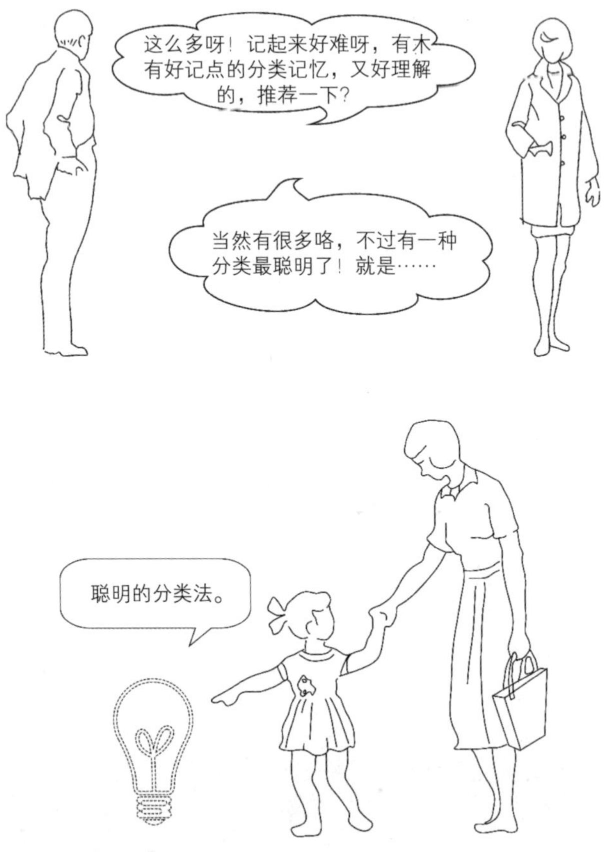

月经病是以月经的期、量、色、质等发生异常，或者伴随月经周期，或绝经前后出现明显症状为特征的疾病。一般可分四类。

第一类的特点是多血类（出血类）月经不调，即患有这些疾病容易提前出血，出血量多，出血时间长，这些情况的“大姨妈”往往见于：提前串门的“大姨妈”——月经先期；不服管教的“大姨妈”——月经过多；赖着不走的“大姨妈”——经期延长；乱了节奏的“大姨妈”——崩漏（功血）。

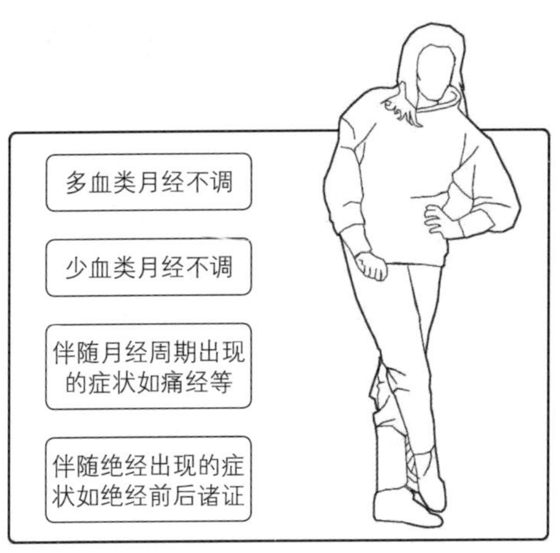

第二类的特点是少血类月经不调，即患有这些疾病的女性不愿意出血，不容易出血，容易少出血、不出血，这些情况的“大姨妈”们往往见于：吝啬的“大姨妈”——月经过少；姗姗来迟的“大姨妈”——月经后期；不愿露面的“大姨妈”——闭经。

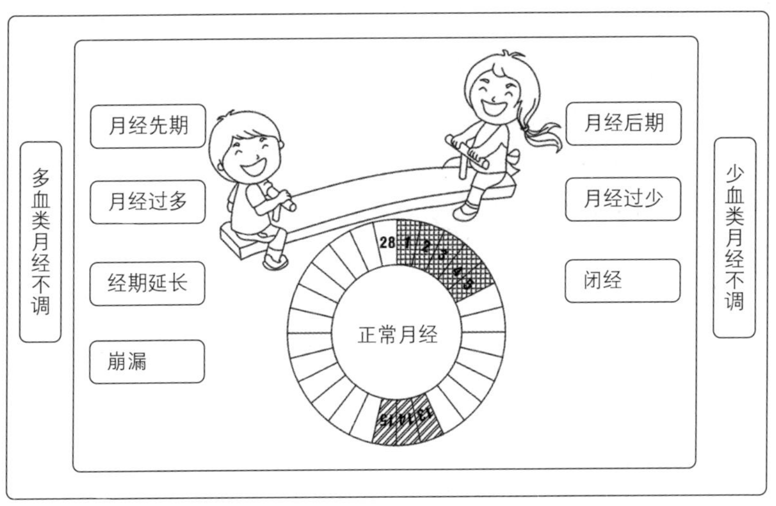

第三类的特点是伴随月经周期出现的明显症状，主要指痛经。

第四类的特点是以绝经前后出现明显症状为特征的疾病，即绝经前后诸证。

这样分类的好处在于，每类疾病的病因和发病机制有更多相似的地方，而且重要的是，它们的预防保健措施也有更多相似的地方，听说过中医学“异病同治”的理论吗？这一类疾病就是如此，它们之间是有“血缘关系”的，如果调理好了，就能恢复正常的月经，如果调理不好，就会发展成为崩漏或是闭经。

2. 各类月经病的病因病机

按以上分类，我们分别看看这四类月经病的病因病机情况。

（1）多血类月经不调的中医病因病机

多血类月经不调病的特点是容易提前出血，出血量多，出血时间长。出现这些症状多见于月经过多、经期延长，这几种情况属于病情较轻的情况。如果“大姨妈”乱了节奏，同时表现为多方面的异常，就属于最严重的一种紊乱即崩漏，治疗起来就比较困难。

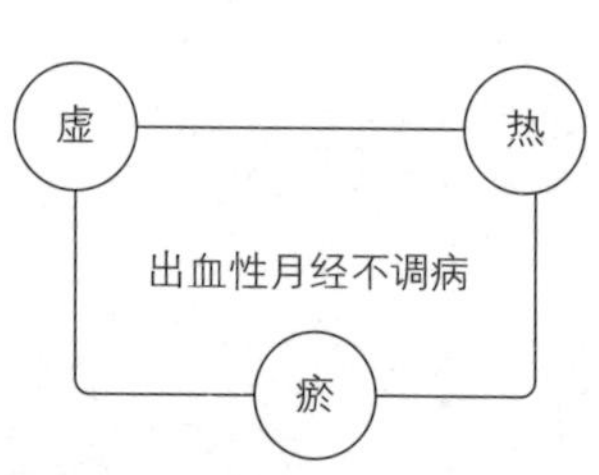

从中医学的角度来看，这类型月经病的病因主要表现为三个方面，即虚、热、瘀。

1）正气不足即虚

肾是月经产生和调控的主要力量。肾所藏的精血可化生月经，精血化生的能量可以调控月经的潮止；“肾藏精，主生殖”“肾者主蛰，封藏之本”“经水出诸肾”。如果肾虚，就不能有效管理和调控月经，月经就会乱了节奏。

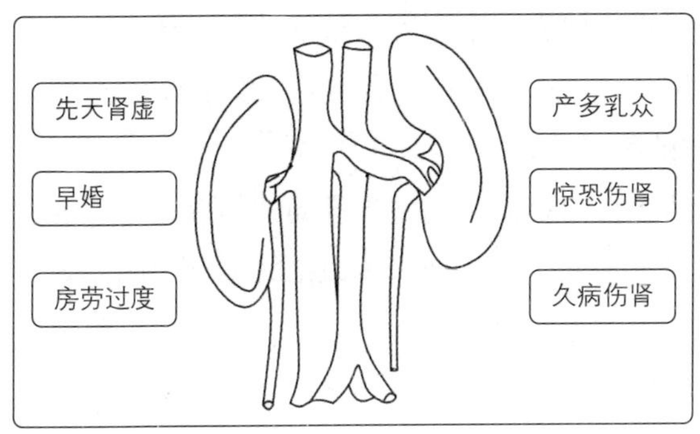

中医认为，脾胃为后天之本，气血生化之源，脾主统血，是参与产生和统摄月经的重要力量，负责产生气血，一方面可以为月经提供气血，成为月经的主要构成力量，另一方面也统摄血液运行，防止脱离正常轨道而出血。

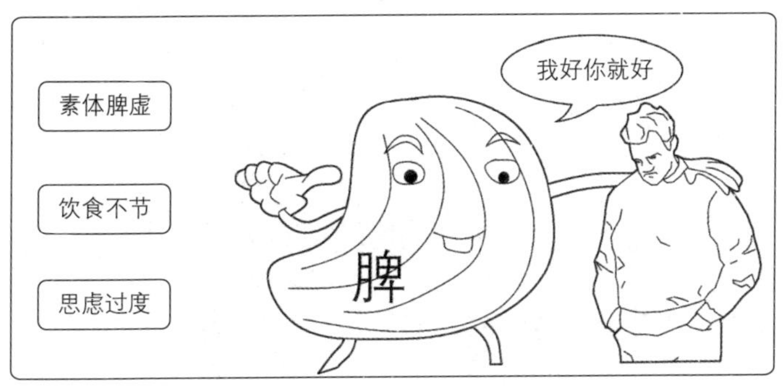

如果先天或后天的损伤，脾肾虚弱，致使脾或肾的功能不足，月经失于管控，如决堤的河水与脱缰的野马般因失去固有的约束而出现出血异常，在中医中称为“脾不统血”。

先天不足或后天的营养不良、饮食不当或者慢性疾病都会导致气虚，气能够引导并适当约束血液的运行，气虚则不能进行有力的约束，正如河堤不牢固容易致水外溢一样，在经期，气的约束力量不足时，月经的总量就会增多，发生月经过多。

2）热的因素

经血的运行需要阳气的适当推动，如果推动力量过大或者过小，均容易出现问题。比如当体内阳气偏胜（阳盛则热，阳的特点是温暖、活动、兴奋、推动等）时，推动血液运行的力量过大，血行过速，就容易使血行偏离正常血道导致异常出血，在中医中称为“邪热迫血妄行”。

偏爱吃辛辣刺激助长阳气的食物，或脾气太过急躁，肝郁化火，体内内热积蓄，或长期生活在炎热的环境中，就会出现阳盛火热而血热。血遇热则行，遇寒则凝，各种原因引起的血热都会导致热邪迫血，经血量多或经期持续时间延长，或者在不该出血的时候出血，即月经先期、月经过多、经期延长、崩漏等疾病。

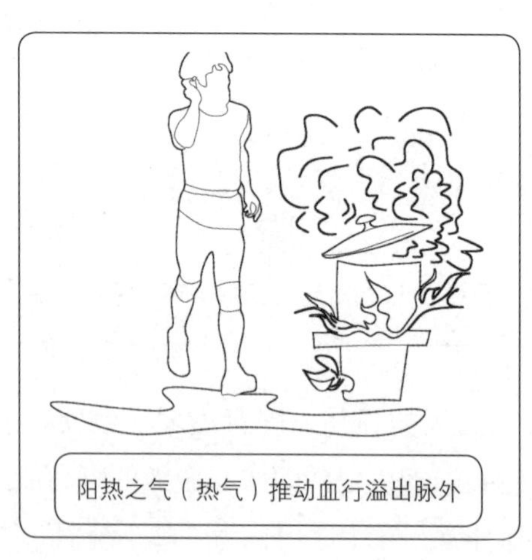

阳热之气（热气）推动血行溢出脉外

3）瘀的因素

各种致瘀因素（寒、热、郁、伤、虚等）的瘀堵使血行偏离轨道而出血，就像水里石头和垃圾多了，水会绕道而行，路上堵了，人们也会另辟蹊径一样，在中医中称为“血不归经”。

情志内伤，肝郁气滞，冲任气血运行不利，或受寒饮冷，脉道凝滞，引起血液运行迟缓造成血瘀。这时候正常血行的轨道不通畅了，就容易出现偏离正常轨道的情况。瘀血引起的出血在有的人身上可以表现为月经量过多，有的人表现为经期延长，有的人可能就表现为崩漏。

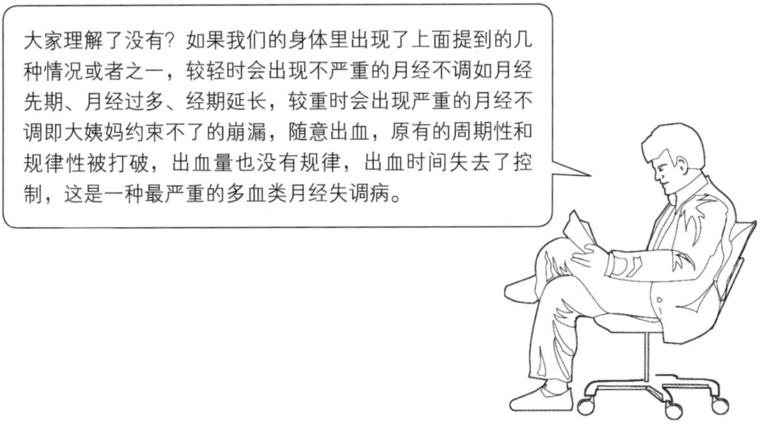

大家理解了没有？如果我们的身体里出现了上面提到的几种情况或者之一，较轻时会出现不严重的月经不调如月经先期、月经过多、经期延长，较重时会出现严重的月经不调即大姨妈约束不了的崩漏，随意出血，原有的周期性和规律性被打破，出血量也没有规律，出血时间失去了控制，这是一种最严重的多血类月经失调病。

（2）少血类月经不调的中医病因病机

少血类月经不调性疾病症状轻的时候表现为月经周期错后，“大姨妈”总是迟到，月经量减少，有的人还表现为出血时间的减少，本来3～7天，偏偏只出现1～2天，不愿意多留几天。严重的时候干脆不再露面，缺席多日。造成少血类月经不调的常见因素有肾虚、血虚、血寒、气滞、痰湿。

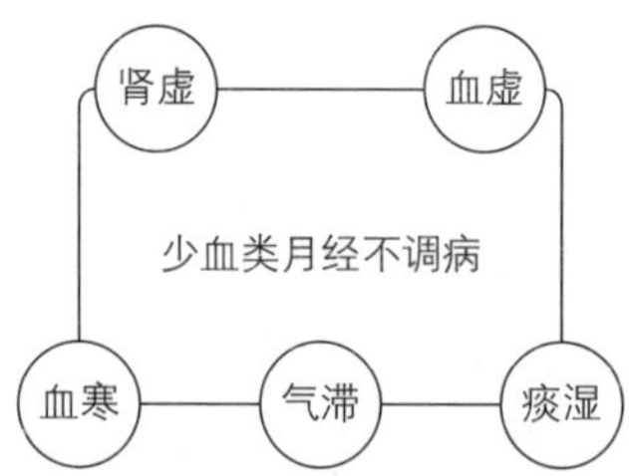

1）肾虚

在中医理论里，肾藏有先天之精和后天之精，主管生成和调节月经，如果因为先天肾的不足或者后天的生活不规律，比如熬夜，还有频繁的性生活，或者多次的流产，导致肾的先天之精和后天精血因耗伤而亏虚和不足，使月经的产生原料不够，一般会导致月经量少，还会引起月经周期的推迟，严重者可发生闭经。

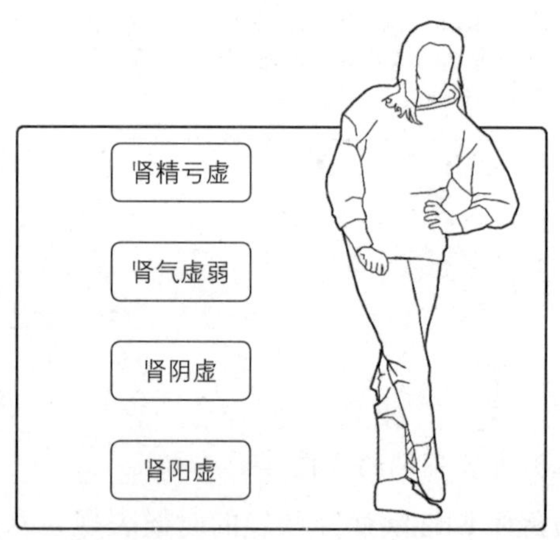

2）血虚

引起体内血的不足的情况有很多，脾胃功能差，吸收的营养不足可以引起血虚；节食减肥直接引起气血不够导致血虚；长期慢性病的消耗引起阴血亏虚；长期失血性疾病的存在，比如长期的出血性月经病或其他部位慢性出血，引起失血性血虚等。血虚是各种原因引起的结果，同时也是月经偏少或经期推后乃至闭经的原因。因为血是构成月经的主要成员，血虚的话，月经肯定会受到影响，不能像血足的时候规律来潮，同时血量也不会像正常时那么多。如果血虚的原因不解除，血虚造成的后果会越来越严重，直到再也看不到“大姨妈”出现了。

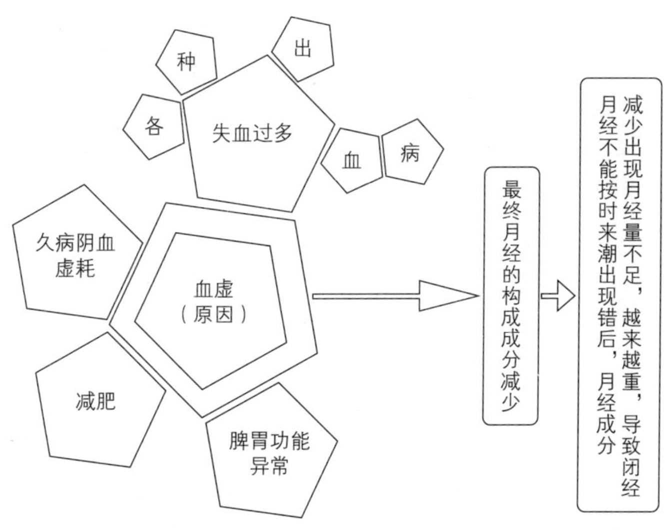

3）血寒

在大自然中，每当气温降低，天寒地冻时，河里的水流就会变慢甚至冻结不流，天气温暖炎热时，水流就比较顺畅。同理，中医认为“血遇热则行，遇寒则凝”，月经也有这个特点。当我们身体里寒气比较重时，经血的流动就会缓慢，当然天气寒冷时我们都习惯缩着身体，人身很冷，血管也会收缩，血流就更加凝涩不顺，这时候月经血就会减少，就会流动缓慢而出现周期推迟，甚至凝涩不通而表现成闭经。

现实生活中，是不是身边有好多美女在冬天也穿短裙，露脐露踝露大腿，美丽“冻”人呢？是不是有美女无论天气如何都喜欢饮冷食凉？其实这些都是在为形成体寒宫冷的体质创造机会。一旦形寒宫冷，就可能出现月经过少，月经推迟，月经不来潮而闭经也是迟早的事情，有的人甚至会出现肿瘤。

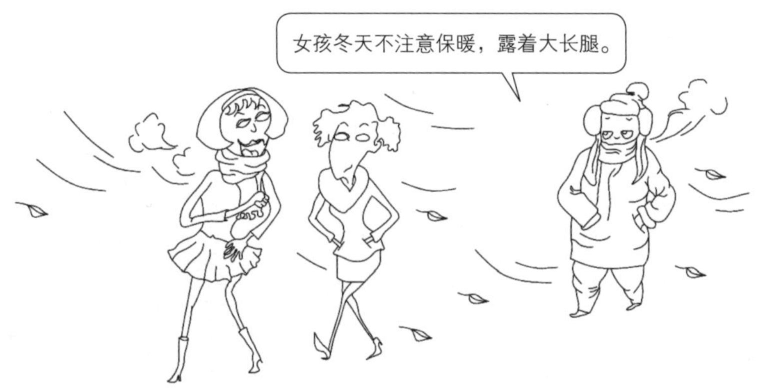

4）气滞

在我们体内，血的循环流动需要气来推动，所以人体内的气要顺畅流动。但是相当多的女性朋友们脾气不好，中医学认为，脾气不好就容易发生肝郁气滞，我们有时候生气了就会觉得某个部位憋胀难受，甚至疼痛，这就叫作气滞，气的运动出现了滞留，那么血的运行就会因此发生迟滞，该来的经血也会这样，运行不再顺畅。所以当该来月经时，由于气滞的原因就会造成血滞，月经量也因此而减少，有的发生周期的推迟，更严重的会出现疼痛或者闭经，时间久了还有可能出现肿瘤。心情不好、烦躁郁闷时最容易发生肝郁气滞，饮食过多不消化时容易发生脾胃气滞。

5）痰湿

在自然界里，我们可以发现河水中有很多杂草泥沙或垃圾时，水流会受阻而减慢速度，若里面没有这些杂质时，水的流速就很快。就像路上的车辆行驶时，遇到一些路障物时需要减慢速度，有很多路障时则不得不停车，难以前进。人体的血液运行也是这样，体内若有痰湿，血的黏度大、阻力大时，血行速度也会减慢，这样就会影响经血按时汇聚到子宫，发生月经量减少或者周期推后，体内痰湿多时甚至会引起闭经。

身体里的痰湿是如何产生的呢？在中医学里，痰湿多与脾虚、饮食肥甘厚味有关。痰湿是由体内不能及时清除走的水液等代谢产物沉积而成，脾的功能是主运化，把食物中的水吸收并把体内的水液运行到各处，发挥正常作用。一旦脾运化水湿的功能减退，不能及时把水湿运行到排泄的通道，水湿就会停留在体内变成多余的垃圾，垃圾可以出现在任何部位，如果出现在皮肤就会引起水肿；出现在胃肠就会呕吐、腹泻；出现在血管就会影响血行，不同程度地堵塞血管，使血行阻力增大而减速，引起女性朋友月经量少，周期推迟，甚至闭经不行；出现在全身各处就会导致体重增加而肥胖。

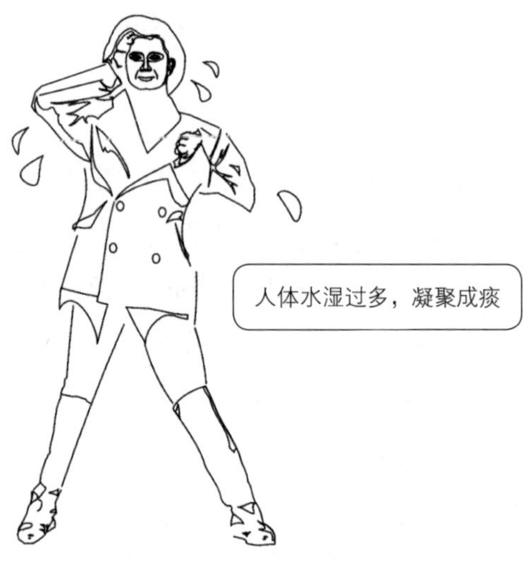
人体水湿过多，凝聚成痰

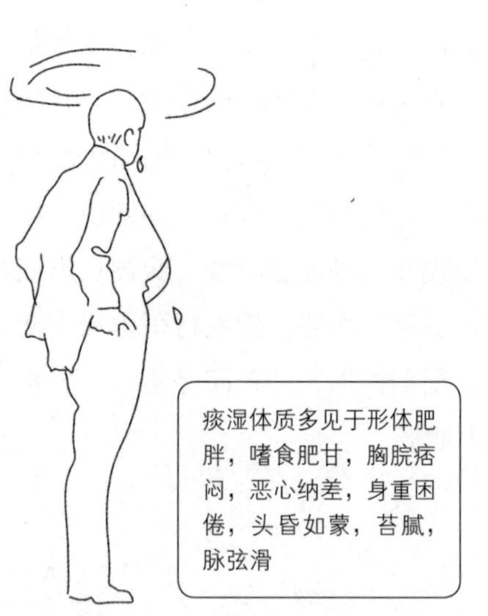
痰湿体质多见于形体肥胖，嗜食肥甘，胸脘痞闷，恶心纳差，身重困倦，头昏如蒙，苔腻，脉弦滑

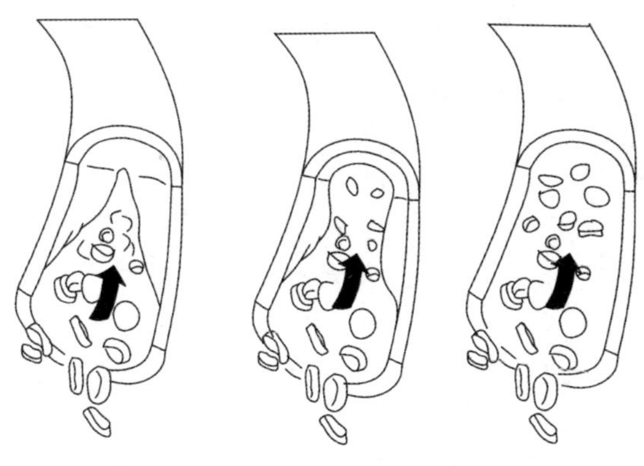

（3）痛经的常见中医病因病机

为什么痛经会周期性发作呢？这跟每个月经周期中来月经前、来月经时、来月经后的气血瞬时变化有关。在这三个时间段里，盆腔生殖器官的大环境会发生完全不同的变化，好比大的暴风雨来临之前、暴风雨发生中、暴风雨之后的样子。试想一下，山雨欲来风满楼、大军压境、乌云压顶，用这些词来形容暴风雨来临前的样子最为适合。月经前，身体中形成月经需要的气血紧急集合，汇聚在盆腔生殖器官尤其是子宫的血管，等待月经的爆发；接着到了月经期，即“暴风雨发生中”，子宫内膜脱落而出，从下生殖道间断性喷涌而出，正如风雨交加、大雨倾盆一般；而紧跟着第三个阶段——月经后，即“暴风雨之后”，风平浪静，雨过天晴，天空烟消云散，一切归于平静，进入了子宫内膜的修复重建时期，积蓄力量，修缮工作有序拉开，为下一次开始打基础。这个例子说明气血在月经期三个阶段的变化：逐渐充盛，由胜到衰，气血至虚。以上是每次月经期气血都需要经历的过程，由胜到衰，由少到多，从平和的非出血期到激荡的出血期。在气血变化急骤期，某些女性朋友可能会有一些不适，之后逐渐恢复正常，月月如此，经常不变。如此大部分人都不会发生痛经，为什么一些女性会发生痛经呢？

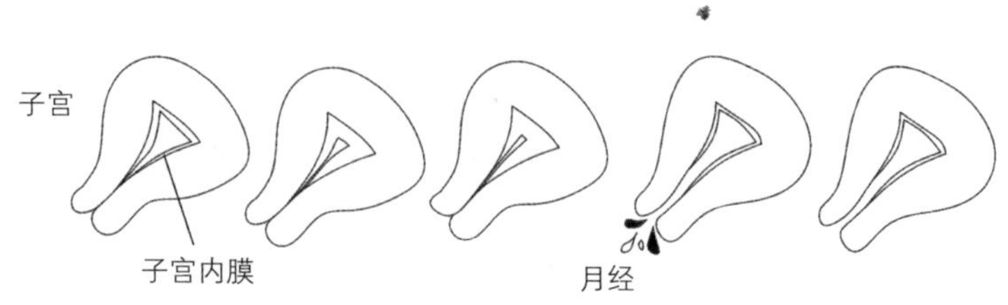

实际上，痛经发生的病因病机有两种情况，虚和实。实为小腹子宫位置的局部气血运行不通畅引起的疼痛，虚为小腹子宫位置的局部气血虚弱引起的疼痛。用中医学术语就是“不通则痛”和“不荣则痛”两种情况。“不通”和“不荣”这两种情况都可以引起身体发生疼痛，其道理相当于交通出现了严重问题，有可能是很多乱七八糟的路障导致了交通的堵塞，也有可能是道路急需修缮，此时即使交通工具都正常，但交通仍然会出现问题。这两种情况原因不同，但结果相同，其纠正方法当然不一。

痛经如果发生在经前期、经行期、经后期这三个时期，是由于自己不重视生殖保健，沾染或存在影响气血顺利运行的因素，比如气滞血瘀、寒凝血瘀、湿热蕴结，相当于身体里出现了影响气血运行的垃圾废物，这就相当于出现了“路障”，导致“不通则痛”；气血不足，精血亏虚，肝肾不足，没有代谢产物堆积，就相当于出现了“路损”，导致“不荣则痛”。若有其中一个因素或几个因素同时存在，那么女性月经期三个阶段的气血运转肯定会发生问题，出现异常，从而发生痛经。如果没有这些病理因素，单单经期自己的运转变化只是一种自然变化，不会发生痛经；如果有了这种异常变化的存在，也就有了痛经发生的条件，那么痛经就会发生。而这些异常因素就是病因，即气滞血瘀、寒凝血瘀、湿热蕴结、气血不足、肝肾不足。

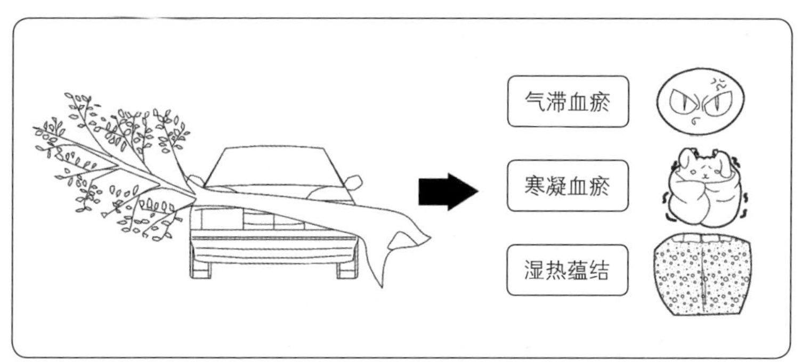

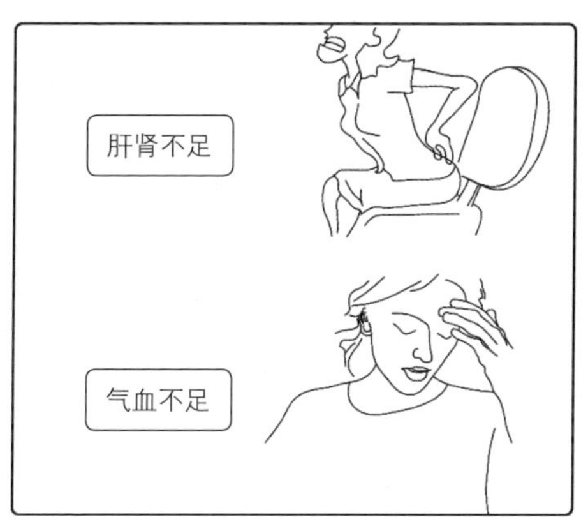

（4）绝经前后诸证的常见中医病因病机

绝经前后诸证也就是大家所说的更年期综合征，这个病发生在更年期，“更”是变更、更替之意。这个年龄段完成从育龄期到老年期的更换，上演一场影响女性一生的由壮年到老年的角色转换的更替大戏，主演则是每个女性自己。要想演出成功顺利，靠的是“实力、能力”，即肾的功能正常。在这个过渡阶段，有的演员非常成功，可不动声色地发生和平演变，而有的人却不能和平演变，转变的过程真是“惊天地，泣鬼神”，反应严重，不仅自己身心表现强烈，同时弄得四邻不安，家庭成员不堪其扰，令人心烦心痛。

究其主要原因，还是身体的“实力不够”，即“肾虚”。为什么实力不足了呢？主要是年轻的时候不注意养生，过度透支，提前消费身体欲望，没有很好地给自己的“肾”给予足够的爱惜和节能。尤其在生殖方面，不懂得控制自己的欲望，大部分人肆意浪费，挥霍肾精，不能很好地避孕，过多进行流产刮宫，或者小小年纪就开始有性生活，只图一时之欢，挥霍了自己宝贵的生殖之精；还有的人长期熬夜，不知道科学作息的宝贵意义，慢慢把自己肾精掏空，透支身体；还有的人得了慢性病不懂得及早调护，最终导致“久病及肾”。

3. 各类月经病患者的宜与不宜

（1）气虚型月经病患者的宜与不宜

气虚型月经不调患者在日常生活中宜科学饮食，勤锻炼身体，避免过劳、饮食失调、工作紧张。

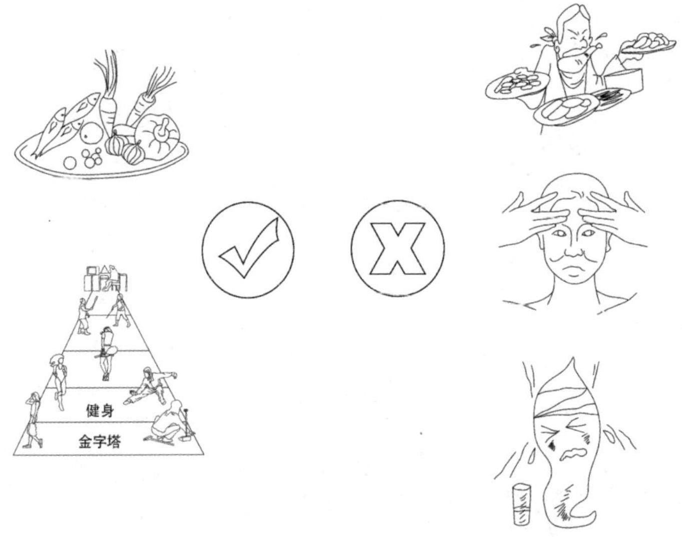

（2）血热型月经病患者的宜与不宜

中医认为，健康就是阴阳平衡，“疗寒以热药”即“寒者热之”，“疗热以寒药”即“热则寒之”，使机体最终达到平衡状态，恢复健康。所以一般情况下，血热证的患者应选择寒凉性质的食物，清淡饮食，不宜选用温热性饮食，以平衡体内过剩的阳气，防止火上浇油（表1）。

从味道辨别凉热性

苦味、酸味的食品大多偏寒，如苦瓜、苦菜、芋头、梅子、木瓜等。	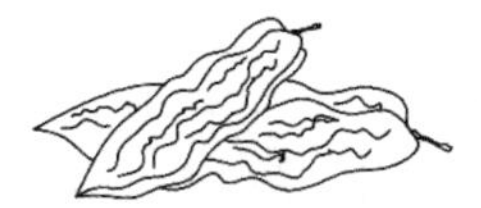
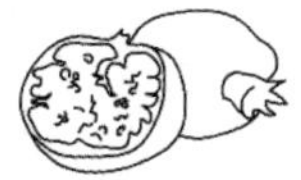	甜味、味辛的食品，由于接受阳光照射的时间较长，所以性热，如大蒜、柿子、石榴等。

表 1　各种食品的寒热温凉性总结表

食品类别	温热性	平性	寒凉性
粮食组	高粱、糯米及其制品、面粉	大米、籼米、玉米、红薯、粳米、赤豆及其制品	荞麦、小米、大麦、青稞、绿豆、薏米及其制品
蔬菜组	扁豆、青菜、黄芽菜、香菜、辣椒、韭菜、南瓜、蒜苗、蒜薹、大蒜、大葱、生姜、胡萝卜	卷心菜、番茄、豇豆、四季豆、芋艿、鸡毛菜、土豆、花菜、黑木耳、刀豆、银耳、山药、松子仁、芝麻、洋葱、蘑菇、香菇、黄豆芽	芹菜、冬瓜、生藕、生白萝卜、苋菜、黄瓜、苦瓜、茄子、丝瓜、茭白、慈姑、紫菜、金针菜（干品）、海带、竹笋、冬笋、菊花菜、茼蒿菜、马兰头、绿豆芽、菠菜、油菜、蕹菜、莴笋
动物性食品组	羊肉、黄鳝、河虾、海虾、雀肉、鹅蛋、猪肝、鸡肉、鹿肉	猪肉、鹅肉、鲤鱼、青鱼、鲫鱼、鲢鱼、鳗鱼、鲥鱼、黄花鱼、带鱼、银鱼、鲍鱼、甲鱼、泥鳅、海蜇、乌贼鱼、鸡血、鸡蛋、鸽蛋、鹌鹑肉、鹌鹑蛋、海参、燕窝	鸭肉、兔肉、河蟹、螺蛳肉、田螺肉、马肉、牡蛎肉、鸭蛋、蛤蚌、龟肉
奶及奶制品，大豆及大豆制品组	奶酪	豆奶、黑豆、蚕豆、毛豆、黄豆、白扁豆、豌豆、豆腐、豆浆	牛奶

续表

食品类别	温热性	平性	寒凉性
水果组	荔枝、龙眼、桃、大枣、杨梅、杏子、橘子、樱桃	苹果、葡萄、柠檬、乌梅、枇杷、橄榄、李子、酸梅、海棠、菠萝、石榴、无花果、熟菱角、熟荸荠	香蕉、西瓜、梨、柑子、橙子、柿子、鲜百合、甘蔗、柚子、山楂、猕猴桃、金桔、罗汉果、桑椹、杨桃、香瓜、生菱角、生荸荠
干果类	栗子、核桃、葵花子、荔枝干、桂圆	花生、莲子、芡实、榛子、松子、百合、杏仁、南瓜子、西瓜子、芝麻	
调味品	酒、醋、酒酿、红糖、饴糖、芥末、茴香、花椒、胡椒、桂花、红茶、咖啡	白糖、蜂蜜、可可	酱、玫瑰花、豆豉、食盐、绿茶
其他	豆油、莲子等	山药、葫芦、青梅等	白果、柿饼等

此外，“动则生阳”，血热者宜少动，应选择运动强度不大的锻炼方式，如散步、瑜伽、太极拳等，或者游泳，因为“水性寒凉”，中医认为，水能灭火，所以在水中运动可以平衡体内多余的阳热之气。生活环境最好选择安静、凉爽的环境，以平衡体内多余的阳气。

（3）血瘀型月经病患者的宜与不宜

中医有术语“浓者淡之”——血瘀，血脉不通畅，环境不好就容易长苍蝇蚊虫，若环境清洁，就不长这些东西。血液黏稠瘀滞会使血流缓慢瘀滞，若饮食清淡，血液的黏腻瘀滞就会消失。从这个角度上看就是“若要身体安，淡食甚灵丹”。

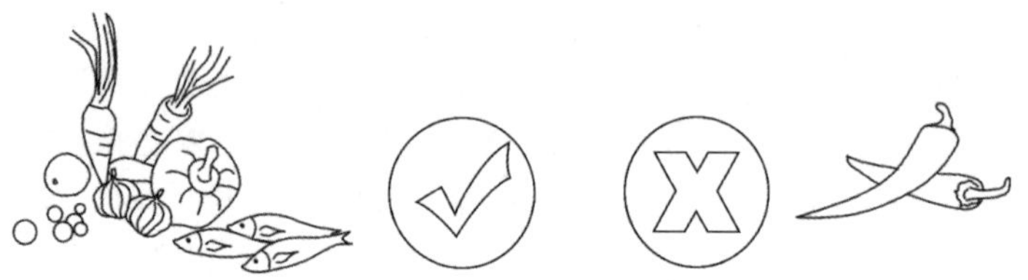

心平气和，情绪稳定，情志才能舒畅，血行也就通畅，瘀滞减少，而暴怒抑郁，焦虑焦躁，则会加重血瘀。

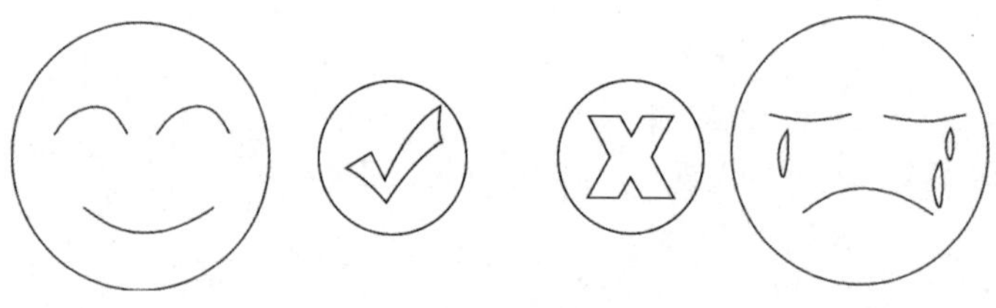

另外，还有最常见的保暖避寒做法，就是让身体保暖，远离寒冷、寒湿、寒食。因为寒邪会使血脉瘀阻，血行凝滞，身体出现血瘀状态。

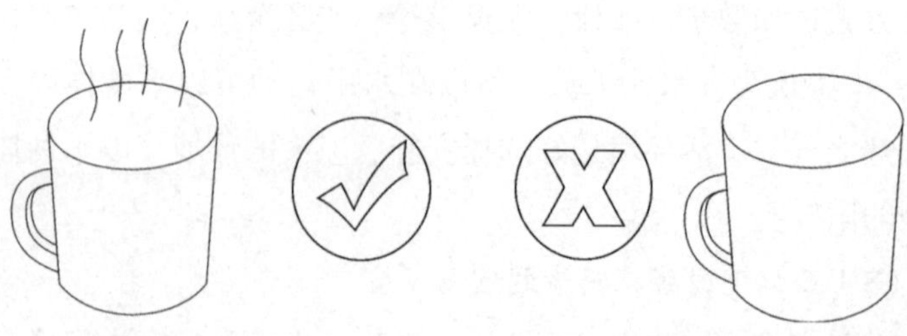

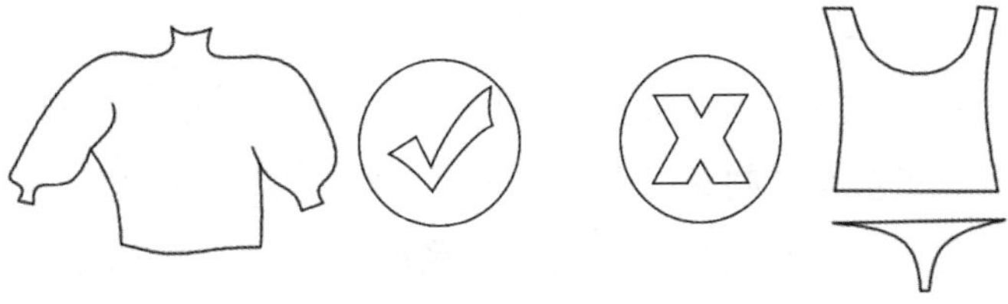

最后，运动是最单纯、有效的活血方式，可以改善血液的高凝状态。每日用半小时左右的时间来活动筋骨，可以促进血液循环和机体代谢，可明显改善不适症状。

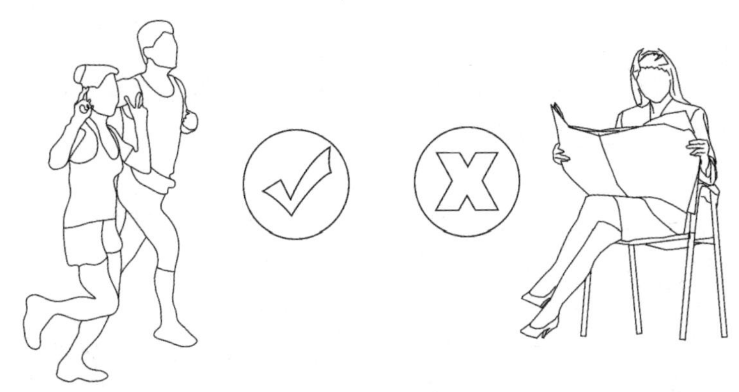

血瘀患者可喝山楂红糖汤。做法：山楂 10 枚，冲洗干净，去核打碎，放入锅中，加清水煮约 20 分钟，调以红糖进食。

（4）血虚型月经病患者的宜与不宜

中医术语中，“虚则补之”，故血虚宜补血。补血可以直接用补血的方法，也可以通过健脾生血以补血，还可以治愈原发病，减少消耗，弥补出血漏洞。这些都是适宜的方法，相反则是不宜之法，如饮食不节，则会导致营养缺乏；脾胃不和或虚损，饮食就不能很好消化吸收以致生血不足；或过于思虑、熬夜而耗伤阴血。

补血的食品：动物肝脏、牛肉、乌鸡、黄鳝、海参、血、鱼、虾、蛋类、豆制品、黑木耳、黑芝麻、红枣、紫葡萄干、蚕豆、绿色蔬菜。补血中药：红枣、阿胶、当归、黑芝麻、黑枣、桑椹、桂圆、枸杞子、何首乌。

此外，保持乐观情绪，适当运动，加强饮食营养均衡都非常重要。

（5）血寒型月经病患者的宜与不宜

中医学术语的“寒者热之”即针对寒证。采用温热的方法来平衡寒证引起的异常。

饮食和生活上与血热型月经病相反，应食用温热性食物以扶助阳气，不宜食用寒性食物或有淋雨游水或冬泳行为，宜保暖避寒，保存阳气。

（6）肝郁气滞型月经病患者的宜与不宜

管理好你的情绪

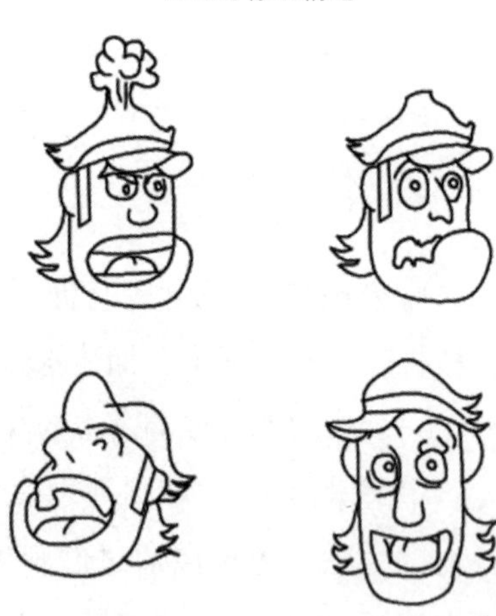

肝郁气滞型患者首先要注重情绪管理，保持平静、轻松、愉快的情绪非常重要；不宜长期生活在不良情绪、精神压力过大的条件下。

肝郁气滞型患者宜多运动，运动可以促进血液循环，帮助气血运行，不宜久卧久坐不动。

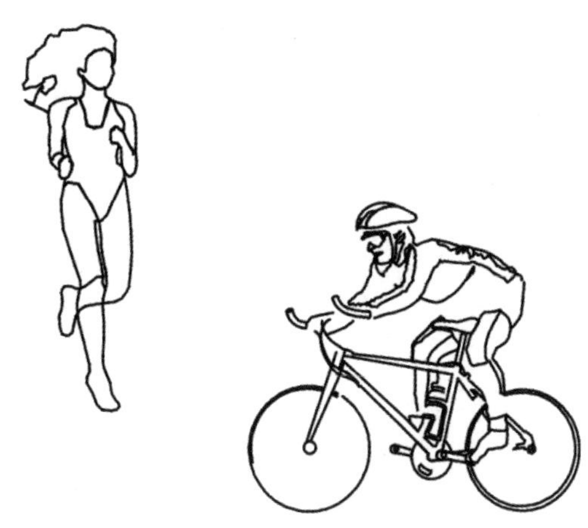

此型患者适宜多食能理气解郁、清肝泻热、调理脾胃的食物。不宜食用辛辣、咖啡、浓茶等刺激品、肥甘厚味的食物、油炸类食物；不宜吃甘薯、芋艿、蚕豆、栗子等容易胀气的食物；不宜多吃肥肉、奶油、鳗鱼、蟹黄、蛋黄、鱼籽、巧克力、油炸食品、甜食，防止血脂增高，阻塞血管，影响气血运行；不宜喝冷饮，避免影响气血运行。

（7）痰湿型月经病患者的宜与不宜

中医学认为，“脾胃为生痰之源”，“病痰饮者，当以温药和之”，所以痰湿患者应改变饮食习惯，合理膳食，饮食宜以健脾祛痰湿的清淡饮食及温热性食物为主。应适当多摄取能够宣肺、健脾、益肾、化湿、通利三焦的食物。常用的食物：赤小豆、扁豆、蚕豆、花生、枇杷叶、文蛤、海蜇、胖头鱼、橄榄、萝卜、洋葱、冬瓜、紫菜、竹笋等。体型肥胖的痰湿质者应少吃肥甘油腻之品，痰湿体质的人是最没口福的人，要管住自己的嘴，水果、海鲜等都要少吃，咸的、酸的、寒凉的、腻滞的、收涩的东西都要少吃。

另外，痰湿体质者应该增加运动量，进行体育锻炼，运动可以燃烧脂肪，可以减肥降脂祛痰湿，不宜久坐久卧。

4. 各类月经病的食疗方法

（1）针对肾虚、脾虚、血热、血瘀型月经病患者的适宜食品具体见表2。

表2　肾虚、血热、血瘀型月经病患者的适宜食品

种类	补肾	补脾	清热凉血	活血化瘀
粮食	优质蛋白质如豆类蛋白、莲子、松子、粟米（又称谷子）、稞子、芝麻、黑豆、黑米、果仁、核桃	糯米、粳米、籼米、玉米、番薯、薏苡仁、豆腐、红豆、黑豆	小米、小麦、黄豆、绿豆、红薯	
蔬菜	荠菜、韭菜、淡菜	藕、栗子、山药、扁豆、豇豆、胡萝卜、马铃薯、洋葱、平菇、白扁豆	荸荠、冬瓜、苦瓜、黄瓜、菠菜、香菇、白萝卜、银耳、海带、茄子、萝卜、莴笋、冬瓜、丝瓜、菠菜、苋菜、芹菜、苜蓿、甜菜、绿豆芽、马兰头、鲜藕、豆腐（豆腐皮、豆腐干、豆腐乳）、面筋	油菜、大白菜、芹菜、韭菜、洋葱、黑木耳、西红柿、大蒜、花菜、香菇、莲藕

续表

种类	补肾	补脾	清热凉血	活血化瘀
肉类	优质蛋白质如禽、蛋、鱼、肉类等动物类蛋白，如龟肉、鸽肉、猪肉、牛骨髓、狗肉、羊骨、牛鞭	黄牛肉、牛肚、鸡肉、兔肉、狗肉、猪肚、乌鸡	水牛肉、鸭肉、兔肉、蛙肉（田鸡）、猪肠、猪脑、猪骨髓、蛇肉、蜗牛	动物肝脏
水果	荔枝、黑葡萄、桑椹、黑枣、栗子、猕猴桃、枸杞子	葡萄、杏、红枣、桃	火龙果、梨、苹果、杨桃、山竹、葡萄柚、草莓、枇杷、番茄（微寒）、西瓜、香蕉、奇异果、甜瓜、柚子、橘子、柿子、椰子、桑椹	葡萄、山楂、金橘、番木瓜、柠檬、葡萄柚、菠萝、菱角、刺梨、柿子、桃
食疗药物	蜂王浆、灵芝、燕窝、阿胶、地黄、锁阳、肉苁蓉、山药、莲子、松子、冬虫夏草、桑椹、核桃	党参、莲子、白术、茯苓、山药、薏苡仁、芡实	石膏、连翘、栀子、黄芩、黄连、知母、淡竹叶、莲子心、菊花、槐花、薄荷、胖大海、西洋参、决明子、蜂蜜	丹参、三七、山楂、红花、醋、玫瑰花、川芎、当归、益母草、红糖、蝎子、山慈菇
鱼类海鲜	鲈鱼、蛤蚧、甲鱼、海参、虾、泥鳅、海带	鲫鱼、带鱼、鲤鱼、白鲞、鳜鱼	甲鱼、鲍鱼、乌龟、海蜇、田螺、螃蟹	深海鱼、浅海鱼、淡水鱼、螃蟹、鳖
其他				适量饮酒，如黄酒、葡萄酒、白酒等；玫瑰花茶、茉莉花茶

【注意】

饮食要均衡营养，六大类饮食不可少，金字塔饮食原则要遵守，果、蔬、奶、蛋、杂粮、肉齐全才有效。

肾亏的发生是一个逐渐积累的过程，冰冻三尺非一日之寒，要在一夜之间、几天之内解决肾亏问题是不可能的。因此，补肾不能急功近利。

温热是补，寒凉是泻。黑米、乌骨鸡性温，补血、补肾效果明显；黑芝麻性平，补肾，补肝，润肠，养发；黑豆性平，补肾，活血，解毒；而黑木耳性凉，海带、紫菜性寒。

脾虚者忌吃性质寒凉、易损伤脾气的食品，忌吃味厚滋腻、容易阻碍脾气运化功能的食品，忌吃利气消积、容易耗伤脾气的食品，如苦瓜、冬瓜、海带、螃蟹、鸭子等。

体育锻炼和旅游活动均可以活血化瘀。

注意避免过量摄入有止血作用的食物，如猪蹄、黑木耳、莲藕、花生衣、荸荠、芹菜、菠菜、黑芝麻等。

（2）针对血虚、气滞、寒凝、痰湿型月经病患者的适宜食品

1）血虚型

常用的补血类食物有胡萝卜、桂圆、葡萄、红枣、菠菜、榛子、花生、黄豆、猪心、猪肝、牛肝、牛肉、羊肉、羊肝、羊胫骨和脊骨、鸡肝、牛筋、鹿肉、母鸡肉、鸡蛋黄、羊奶、火腿、黄鳝、鲨鱼肉、枸杞苗、红糖、蜂蜜、莲子、小麦等。

含铁量较多的食物依次为黑鲤鱼、黑木耳、海带、紫菜、猪肝、咖喱粉、芝麻酱、五香粉、田螺、鸡血、淡菜、苋菜、虾、黑芝麻、羊舌、黄豆、黑豆、牛肾、藕粉、茼蒿、雪里红咸菜、海蜇、黄豆酱、菠菜等。

高蛋白食物可选用各种豆制品、鱼肚、鱼翅、带鱼、黄花鱼、鱿鱼、海参、虾、猪肉、牛奶、兔肉、蛋类、南瓜子、西瓜子、花生、紫菜、蘑菇等。

含维生素 A 丰富的食物可选用胡萝卜、河蚌、对虾、海蟹、奶油、全脂奶粉、带鱼、鸭蛋、麦乳精等。绿叶蔬菜、柑橘等水果和新鲜红枣也都含有丰富的维生素 C。

补血类食物常与补血、补气、补心类药物配成药膳，以增补血功能。这部分药物主要有熟地黄、当归、阿胶、何首乌、白芍、枸杞子、鸡血藤、柏子仁、甘草、五味子、黄芪、人参、党参、西洋参、鹿茸、紫河车等。

2）气滞型

适宜食品：白萝卜、柑橘、大蒜、生姜、茴香、桂皮、丁香、山楂、桃仁、韭菜、黄酒、红葡萄酒、洋葱、柠檬、柚子、金橘、玫瑰花茶、茉莉花茶等。

3）寒凝型

适宜食品：牛肉、羊肉、鸡肉、大蒜、辣椒、生姜、洋葱、山药、桂圆等。

4）痰湿型

此型患者宜多吃温性食物和含有大量纤维的食品，保持高蛋白和低碳水化合物的饮食习惯，最好是吃会使人发汗的食物，这也是“靠吃减肥”的诀窍。多吃富含胶原蛋白和 B 族维生素的食物，少吃油腻和辛辣食物。适宜食品有小米、玉米、芡实、薏苡仁、马齿苋、红小豆、水芹、萝卜、茼蒿、莲藕等。

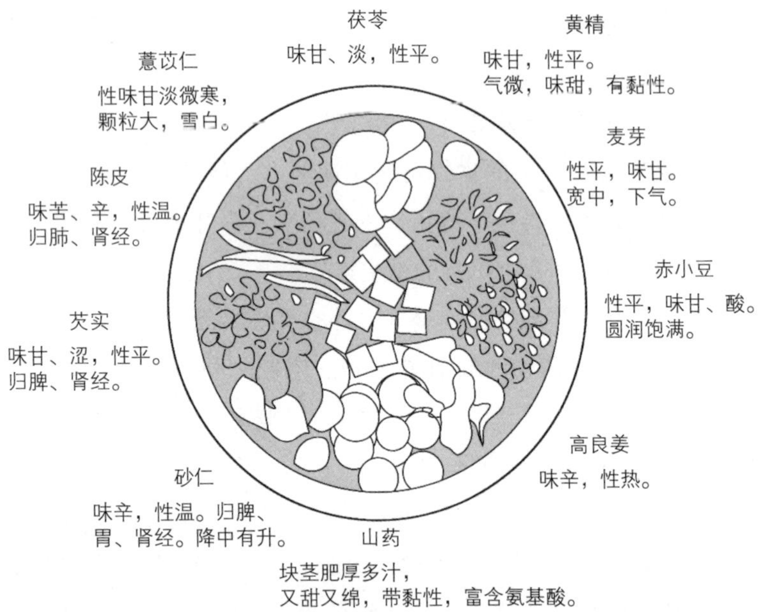

5. 各类月经病的穴位疗法

虚证的患者可以对相应穴位进行艾灸或按摩；血热的患者可以对相应穴位进行针刺放血；血瘀的患者也可以对相应穴位进行艾灸或按摩。

（1）肾虚型选穴

可选用肾俞、太溪、关元、气海。此外，可以按摩以下部位以补肾。

1）搓耳

按摩耳郭能调节肾的功能。用搓热的两手心搓揉耳郭，然后用拇指和食指搓揉耳郭 3 分钟，再用两手交替经头顶拉扯对侧耳郭上部 12 ～ 18 次。

2）搓腰

腰为肾府，刺激肾俞穴和命门穴可壮腰健肾。将两手搓热，捂于双侧肾俞穴（第 2 腰椎棘突下旁开 1.5 寸）上，再以命门穴（腰部，当后正中线上，第 2 腰椎棘突下凹陷处）和肾俞穴为中心，左右搓腰，也可上下搓。

3）擦丹田

此丹田即下丹田，与人体生命活动关系最为密切，可健脾益气，柔肝补肾。将两手搓热，右手掌心捂于右侧耻骨结节外上，距正中线约 2 寸的气冲穴处，左手掌心沿大肠蠕动方向绕脐做圆周运动。

4）擦涌泉

涌泉为足少阴肾经井穴，中医认为体内肾经的经水是由此外涌而出的，故可开窍宁神，交通心肾。以涌泉穴（在足前部凹陷处，第二、第三趾趾缝纹头端与足跟连线的前 1/3 处）为中心，用左手稍稍用力擦右足心，再以右手擦左足心，令脚掌发热即可。

（2）脾虚型选穴

可选用足三里、中脘、脾俞、隐白、公孙。

（3）血热型选穴

可选用太冲、十宣穴。

（4）血瘀型选穴

可选用血海、三阴交。

（5）血虚型选穴

可选取关元、气海、足三里、三阴交。虚则补之，可采取艾灸的方法。

（6）血寒型选穴

可选取关元、八髎、三阴交、足三里。寒者热之，可采用艾灸的方法。

（7）肝郁气滞型选穴

可选取太冲、膻中、肝俞。

（8）痰湿型选穴

可选取足三里、丰隆、阴陵泉。

（9）湿热型选穴

可选取行间、丘墟、阴陵泉、足三里。

（10）寒湿型选穴

可选取中极、水道、地机。

四、光荣退休的“大姨妈”——绝经

绝经中的“绝”是空前绝后的“绝”，此后生命中再无大姨妈——月经，人生最后一次的月经结束就是“绝经”。

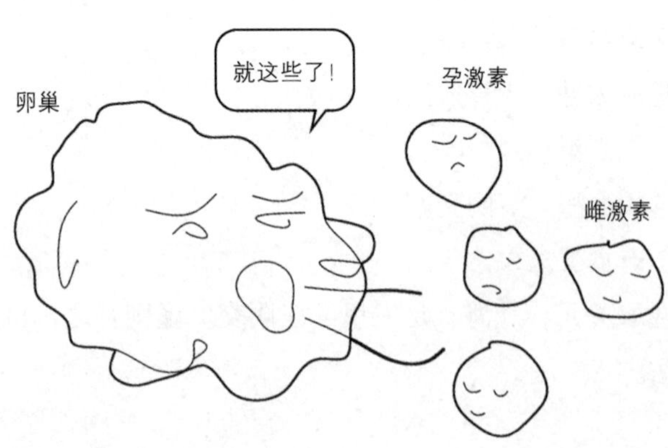

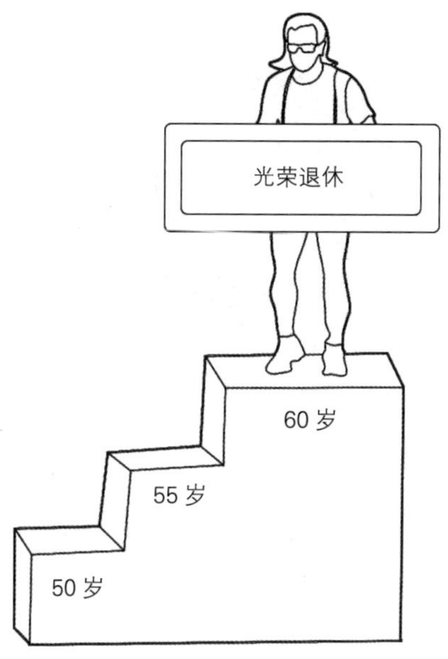

绝经一般发生在 49 岁左右，以停经 1 年以上的最后一次月经为标志。绝经年龄个体差异很大，与本人健康状况、体质、禀赋、遗传等关系大，而与种族、地理、气候环境等关系不大，一般在 45 ～ 55 岁之间绝经，也可以早至 40 岁，或迟至 55 岁。绝经前，也会出现月经紊乱，一般历时 1 ～ 3 年，月经才会逐渐停闭。在绝经前后，部分女性朋友可出现潮热出汗、烦躁等症状，但对生活和工作多无明显影响，可作为生理现象。但若影响到工作和生活，则属于绝经前后诸证，即为病理现象，应该及早到医院进行诊治。

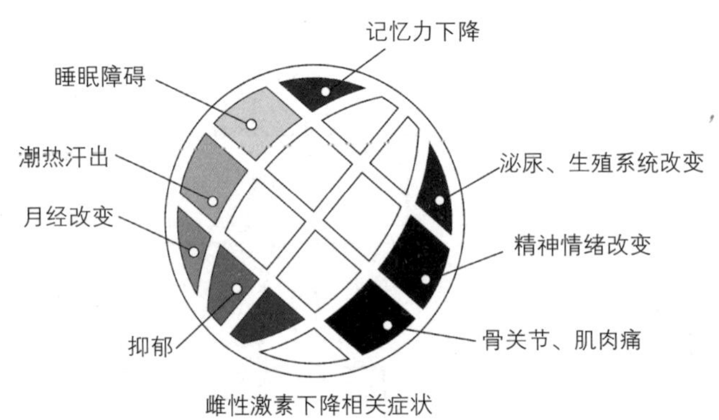

雌性激素下降相关症状

女人一生中，从生育能力与性活动正常时期转入围绝经期，过渡到老年期，是一个自然的规律，无法抗拒。这一过程的基本生理变化是雌激素下降，卵巢功能衰退至完全丧失；下丘脑－垂体－卵巢轴的活动从有正常的波动到渐趋稳定，主要表现为生育能力和性活动力下降，月经稀发至停止，性器官逐渐衰老至萎缩。所以从西医角度来看，缓解卵巢衰老或适当补充卵巢产生的激素可以延缓绝经或缓解绝经前后诸证的症状。

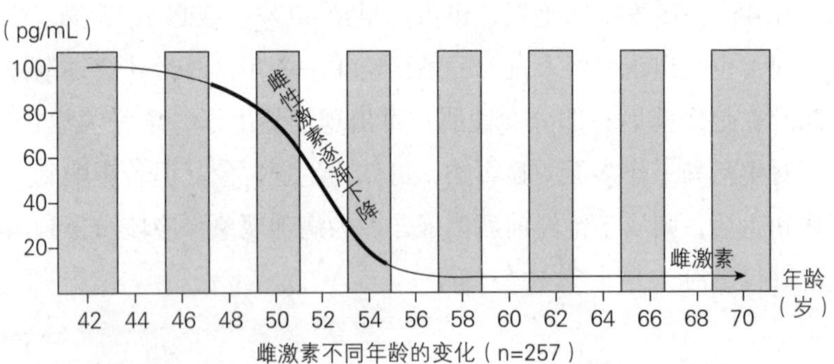

雌激素不同年龄的变化（n=257）

中医学认为，女性绝经是由于年龄增长，肾虚日渐明显，致使体内主管月经与生育的任脉与冲脉的经脉之气虚衰，导致产生月经的物质天癸缺乏所致。这在古老的中医经典著作《黄帝内经》里有着十分清晰的描述与记载:“七七，任脉虚，太冲脉衰少，天癸竭，地道不通，故形坏而无子也。”意思是 42 ～ 49 岁的女性肾气渐衰，出现月经紊乱，生殖能力下降，面容憔悴，皱纹增多，头发始白易脱落等一系列问题。因此，中医认为肾虚是更年期到来的根本所在。所以，补肾可以延缓绝经或缓解绝经前后诸证的症状。

第三章

闻味识女人——白带的辨识

当女孩进入青春期后，一个重要的标志即月经初潮的来临，随着月经初潮的出现，还有一种或黏性或清稀的液体可在月经初潮之前或之后出现，这就是我们经常说的“白带”。下面就为大家详细地介绍一下白带。

妈妈我下面好多白色东西，这是怎么了?
没事，这是正常现象。

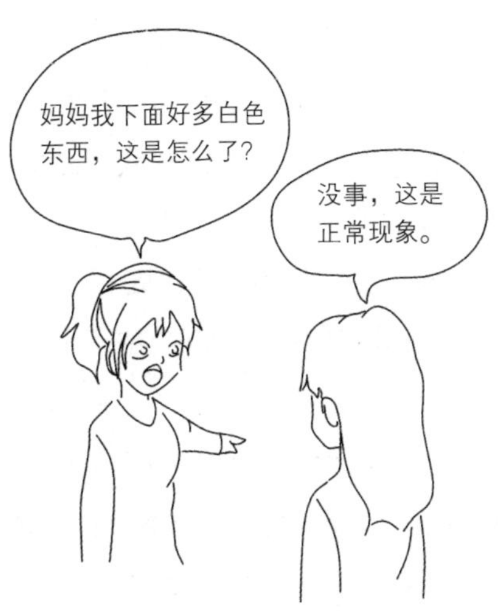

我们在中医上称白带为“带下”，其属于人体阴液的一种，《景岳全书》云:“盖白带……精之余也。”可见，白带是由人体内精气有余而产生的，肾气盛，天癸至，月事以时下，这个时候白带往往随之产生。从西医上看，白带是从阴道内流出的白色黏液，呈稀糊、半透明状，稍有腥气，是由阴道黏膜渗出物、宫颈管及子宫内膜腺体分泌液混合而成，其形成与雌激素有关。正是由于这一点，白带的质和量受雌激素的影响，所以能够反映子宫、阴道和内分泌的正常与否。

在生理结构上，阴道口处于肛门和尿道之间，外来病菌很容易入侵，而这个时候白带就发挥作用了，白带有弱酸性，能抑制某些嗜碱性细菌的生长，这种防止外来病菌侵入，使阴道清洁的作用即“自净”作用，是白带的重要功能，可以说白带是阴道内的卫生系统，相当于阴道内的“清洁夫”呢！此外，白带还能润滑阴道黏膜，排出老死细胞和废物。这样一看，白带的作用还真是不容小觑啊！

在青春期前，阴道内的液体呈弱碱性；进入青春期后，阴道杆菌将白带富含的糖原转变成乳酸，这一过程使阴道分泌物由之前的弱碱性呈现弱酸性。酸性的分泌物具有强大的杀菌能力。在一般情况下，外来的细菌一旦侵入，大多难以存活，这样看来白带的作用就像是战斗中的“先锋队”，先行出击杀灭细菌等病原体，即使少数可以到达阴道深处，也会被子宫颈的黏液阻挡并加以歼灭。白带，古语有云：“带下，女子生而即有，津津常润，本非病也。”白带中的水分能够使女性的阴道处于湿润状态，这种湿润环境能减少阴道前后壁之间的摩擦，保护阴道壁不受损伤。同时，这种湿润状态使妇女的阴道润滑并富有弹性，有利于提高性生活的质量。

正常情况下，白带受卵巢分泌的激素控制，特别是宫颈腺体所分泌的宫颈黏液，在月经周期的不同时期有着量和质的变化。那么，白带在一个月经周期是怎么变化的呢？下面我们就来详细说一说在一个月经周期中白带的变化。在月经刚刚结束时，白带量少、色白，呈糊状；月经结束之后，阴道一般比较干燥，分泌物也不多；月经中期卵巢即将排卵时，由于宫颈腺体分泌旺盛，白带增多，透明，微黏，似蛋清样，可拉长到10厘米左右；排卵2～3天后，白带变混浊，黏稠而量少；行经前后，因盆腔充血，阴道黏膜渗出物增加，白带往往增多。当然，白带的变化不仅仅与月经周期有关，与各个年龄段也有关。随着女性年龄段的变化，白带也发生着一系列的变化，具体情况见表 3。

表 3　女性各生理阶段的白带表现

阶段	白带表现
青春期	白带的产生与雌激素有关，在青春期之前没有明显的白带，而在青春期雌激素逐渐增多，会出现白带
育龄期	接近排卵期白带会明显增多，且呈现稀薄透明状，等到排卵后又会重新变得黏稠混浊，量也会变少
妊娠期	怀孕期间雌孕激素明显增多，白带量会明显增加
更年期	女性绝经后，由于雌激素的分泌量开始减少，卵巢功能衰退，腺体分泌功能减弱，白带明显减少，自觉阴道干涩

白带量的变化可以反映健康状况，是女性生殖健康的“晴雨表”和“播报员”。当白带的色、质、量和气味发生变化时，通常提示某种疾病的发生。接下来，我们就来分别说一说白带的 4 种异常情况：白带过多、白带过少、血带、臭带。

一、白带过多——阴道有恙的信号

刘女士 28 岁，近半年来总感觉内裤上湿漉漉的，平时需要随身携带护垫，且伴有明显的外阴瘙痒，为此刘女士感到很苦恼。

白带随着内分泌的变化会有时多有时少，有时多而湿裤裆也属于正常现象，若不伴有外阴瘙痒、红肿疼痛、尿频尿痛等症状，一般情况下不是病，不必太担忧。正常的白带量只会在内裤上留下少许的痕迹，不让人感觉难受，除非是在排卵期，才会出现白带流出的现象。如果是非排卵期，白带流出的量需要频繁更换内裤或护垫而且伴有全身或局部不适时，则属于白带过多。白带过多包括炎症的情况和非炎症的情况，一般白带过多并带有臭味则属于炎症的可能性大，没有明显臭味的白带过多则多见于非炎症的情况。

中医妇科学认为“白带过多”指带下量明显增多，色、质、气味异常，或伴有局部及全身症状。造成白带过多的原因很多，从中医的角度来看，有内因和外因之分。内因有因脾虚运化失司、肾阳虚封藏失职等致带脉约束力量下降，导致津液成湿，湿聚成带；外因多因久居潮湿之地，或涉水淋雨等导致体内湿邪增多，最终阴道流出多于以往的分泌物，引起白带过多。从西医的角度来看，多与病原体感染有关，但病菌种类不同，表现各异，应请医生诊断后对症治疗。各位女性朋友切不可忽视白带过多的现象，要密切关注自身健康，下面就来说一说各种病原体感染的情况。

1. 细菌感染

任何种类的病原菌都可能感染阴道而造成白带增多。女性上完厕所时，若用卫生纸擦拭的方向不对，也可能把肛门的细菌带到生殖器而造成白带增多。

正当的性行为也很容易感染淋病细菌和披衣菌（少数人虽无不洁的性交，因免疫力低下仍然可能受到感染）。细菌感染是残害女性生殖能力的最大杀手之一。因此，女性在日常生活中要非常注意生殖器的卫生，避免受细菌感染，一旦受到感染时，即只要发现自己有异常的白带情况就应该立刻去医院接受正规诊治，不要让细菌向上蔓延到盆腔。

2. 病毒感染

有些病毒如引起感冒的病毒，不用药就可慢慢治愈，但如果是引起尖锐湿疣类的病毒则必须利用电烧、镭射或腐蚀性的药物才有可能治愈，否则白带还是会异常增多。

3. 白色念珠菌感染

白色念珠菌的病原体是真菌。这类真菌的特点是喜欢潮湿的生存环境，生命力非常顽强。孕妇、糖尿病患者及长期服用抗生素、避孕药或肾上腺类固醇者以及喜欢穿紧身衣裤的女性较易受感染，感染后很难治愈。被白色念珠菌感染后，会出现豆腐渣状的白带，阴部常伴有剧烈的瘙痒，白带增多。

4. 阴道滴虫感染

患了阴道滴虫感染后，白带呈泡沫状，有臭的气味，也会引起阴部的瘙痒。性伴侣之间很容易相互感染，因此，治疗时必须性伴侣同时治疗才能完全治愈。

5. 荷尔蒙改变性子宫颈糜烂

不洁性行为引起的子宫颈炎或宫颈裂伤以及荷尔蒙的改变，都可能导致子宫颈糜烂而使白带增多。少数女性可能没有任何上述的原因却出现子宫颈糜烂，称作先天性子宫颈糜烂，这也会造成白带增多。女性荷尔蒙缺乏时，阴道壁会变得脆弱，容易受到细菌感染。这种现象多出现在围绝经期后的妇女。少数女性因患病而切除两侧的卵巢或围绝经期提早发生时，也可能在年龄不大时即因阴道萎缩发炎而造成白带增多。

6. 生殖器官内有异物

子宫腔内有避孕器时，或阴道内有纱布、棉球、卫生纸等，会刺激生殖器官发生反应而使白带增多。同时，阴道异物也会促使身体发生排异反应直接造成白带增多。

7. 宫颈癌

当女性出现宫颈癌的病变时，会引起白带增多，患者也可能丝毫感觉不出异常或不适症状。因此，为了我们女性的健康，日常生活中必须养成定期做子宫颈防癌涂片检查的习惯，以便早发现，早治疗。

由于会阴部分泌物的积聚会使阴道局部环境显得过于湿润；不注意日常生活中的卫生很容易引发阴道炎，导致白带增多。女孩处于生长发育期，生殖器防御功能完善，一般不会轻易得病，但不注意会阴部卫生仍会引起白带异常。

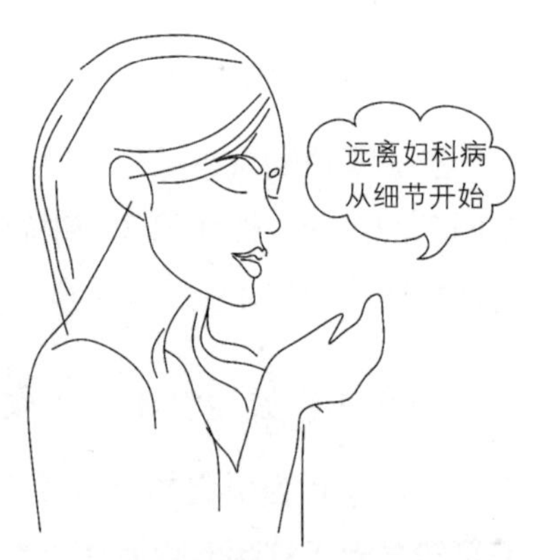

下面就和大家说一说日常生活中要注意的一些细节。

保持会阴部的清洁。大便之后，女性在使用卫生纸擦拭肛门时，要养成由前往后擦的习惯，以防粪便中含有的细菌侵入阴道。

经常洗澡并清洗外阴部。日常清洗时要注意顺序：先洗前面，后洗肛门部分，以防将细菌带入阴道；注意月经期不要灌水进阴道。现在市面上出现了很多外用的阴道洗液，例如妇炎宁、妇炎洁等，这里提醒广大的女性朋友们千万不可在没有医生的指导下长期使用哦，阴道内有乳酸杆菌等有益菌群以维持阴道内的环境，若是长期使用洗液会造成阴道内菌群失调，引起免疫力下降，从而出现各种疾患。

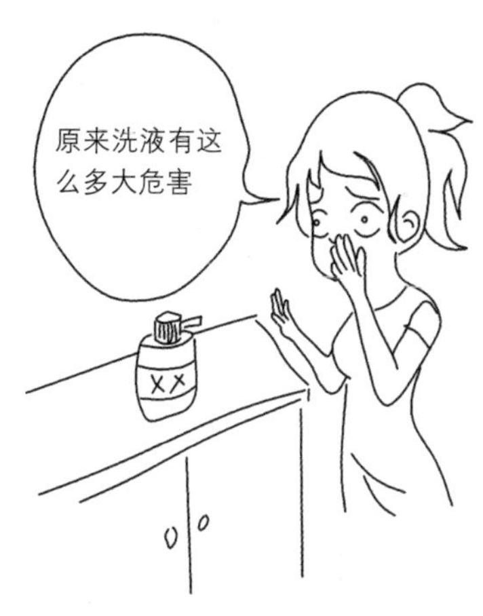

选择舒适的棉质内裤和宽松的外裤，这样既不会引起外阴部过敏，又干燥清爽，保障了会阴部的卫生。

经常更换内裤。因为细菌和污垢都会留于内裤上，如果不经常更换、清洗内裤，加之会阴部潮湿的环境，会使细菌迅速繁殖。

在适宜的条件下，进行适当的运动，增强机体的抵抗力。

注意饮食平衡。对于一些容易助长湿热的东西如火锅、水煮鱼、海鲜、烤肉、辣性食物应少吃或者不吃，平时多吃蔬菜水果，使得人体的代谢水平趋于平衡，也就是中医学所说的人体“阴阳协调平衡”。

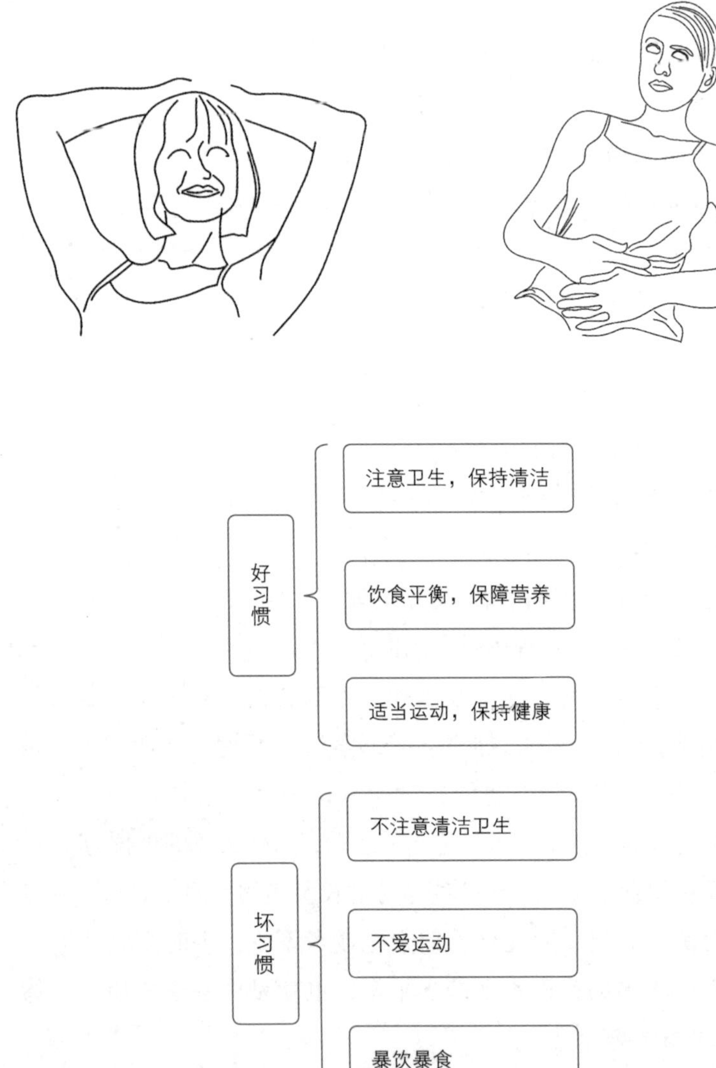

对于白带过多，可通过中医辨证分型进行食疗，往往能收到理想的效果，下面就为大家介绍两个用于白带过多的食疗方。

【脾虚型】

主要表现为白带量多，色白或呈淡黄色，质黏稠，没有异味，伴有面色萎黄、食欲不振、便稀，极易疲倦。

山药莲子薏仁汤：山药（去皮）25 克，莲子（去心）25 克，薏苡仁 25 克。上药洗干净后，放入砂锅中，加满水，用文火煎煮软烂即可食用。每日 1 次，半个月左右会出现效果。

【肾虚型】

主要表现为白带量多，色白，稀薄并且淋漓不断，伴有腰酸背痛，小腹部感觉冷，经常便稀，小便清冷淋漓。

山药莲子桂圆汤：粳米 40 克，去心莲子 40 克，桂圆 20 克，鲜山药 200 克。以上各味同煮，一日三餐，每一餐喝 1/3，坚持一段时间效果明显。

二、白带过少——卵巢求救的信号

李女士 36 岁，平时感觉阴道中干涩发热，内裤上很少见到白带，有时性交后会出现裂伤、疼痛并伴有少量的出血。

上面我们说到白带过多若伴有局部或全身的症状要进行治疗，那么白带过少又是怎么一回事呢？需要进行治疗么？下面就为大家解答。

白带的量是随着生理周期以及体内雌激素水平的变化而呈现周期性变化的。因此，白带过少，少到很难在内裤上见到，很有可能是由于激素水平偏低、卵巢功能低下或全身发育不完善造成的。若阴道分泌明显减少或缺乏，则会出现阴道干涩、灼热疼痛、性欲减退、性交不适或困难等症状，另外，白带由很多物质成分组成，由其成分决定，是人体（尤其是阴道）很好的卫士，可以抵御病菌的侵袭，具有一定的免疫杀菌功能，从这一角度讲，白带过少，女性体内也就少了一道有力的防线。

上面提到的李女士就属于中医妇科学中的“带下过少”。“带下过少”指带下量明显减少，导致阴中干涩痒痛，甚至阴部萎缩。白带属于阴液，白带过少从中医上来说主要是因为阴液不足，常由于肝肾亏损或血枯瘀阻导致。从西医上来说白带过少是由卵巢功能失调或减退，性激素水平低下引起，常见于多次流产、哺乳时间过长、精神创伤及各种慢性疾病，如慢性肝炎、慢性肾炎、糖尿病、甲状腺功能减退的患者；进入更年期后因卵巢逐渐萎缩，卵巢功能下降，也会导致白带异常减少。这种情况下是需要积极治疗的，那么具体有哪些方法呢？

1. 饮食疗法

白带分泌过少首先要积极进行饮食治疗。在饮食上可以多吃黑芝麻、坚果类等补肾的食物，平时喝水的量也一定要跟上。若是由慢性疾病引起的白带分泌过少，应在治病的同时注意增强体质，提高机体的免疫力，注意补充蛋白、维生素，以增强激素分泌。其他原因引起的白带减少可采用阴道局部间歇使用雌激素软膏等方法进行治疗。总之，白带是反映妇女健康水平状况的一面镜子，一定不能掉以轻心。

2. 药物治疗

对白带异常过少症的治疗，要祛除病因，由慢性疾病引起的要针对病因积极治疗，提高体内雌激素水平，同时增强体质。可间断性服用雌激素或 1 号避孕药，每 4 日服 1 粒或服用 3 天停 1

周，有人称之为“懒散服药法”或“鸡吃米”方法。

3. 局部治疗

阴道局部用药，可间歇使用雌激素软膏或把药片放置入阴道；中成药中有刺五加片、金匮肾气丸，连服两个月也可见效；中药汤剂有何首乌、黄芪、党参、女贞子、枸杞子、山茱萸、麦冬、菟丝子各12克，月经干净后服用，有滋肾益精、养血补气的功效，每日1剂，7天为一疗程，连服两个月经周期，这些对白带异常都有很好的疗效。大豆中含有较多的植物雌激素，饮食上可以适当多食豆浆、豆腐等豆制品。

需注意的一点是最好不要长期自行治疗，应在专业医生指导下用药。

三、白带有血——宫颈问题的提示

俗话说“十女九带”，这代表“白带病”是妇女常见的疾病。但如果认为所有白带都是正常的分泌物，并不需要治疗，甚至病情严重还不自知，就大错特错了！因此只有正确认识带下病，才能做好妇女保健。

白带带血丝是怎么回事呢？这究竟又代表着什么呢？

正常白带的颜色呈透明、无色，当白带中带血时称为血性白带，指白带中混有血，血量多少不一，量多时会出现血腥味。一般中医判别带下病的名称，主要以白带的颜色命名，分别有赤带（红色、暗红色、咖啡色）、黄带（黄色）、青带（绿色）、黑带（黑色、灰色）等，白带带血则属于赤带。

生理原因导致的女性白带带血中除了阴道损伤等外伤原因外，女性发生排卵期出血也偶尔表现为白带带血的症状，这就需要分辨何为排卵期出血了，排卵期出血多发生在两次月经中间或下次月经来潮的前14天左右。有一部分女性在排卵期时，因为激素水平的变化，导致子宫内膜脱落而出现出血的现象。一般量不会很多，一两天之后会自行好转。

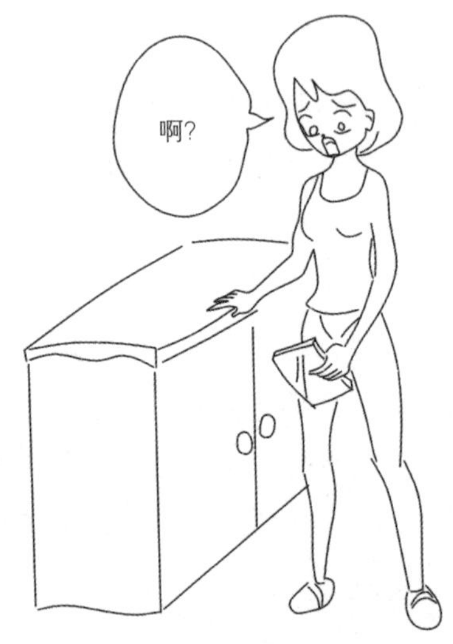

病理上的白带带血，应警惕宫颈癌、子宫内膜癌等恶性肿瘤的可能性，所以当出现白带带血时，应仔细鉴别伴随症状，好进行对症治疗，下面就分别说一下各种疾病中白带的表现。

（1）宫颈息肉

宫颈息肉是慢性宫颈炎表现的一种，主要症状是白带发黄或带血、白带异味等。

（2）急性阴道炎

急性阴道炎的主要症状是白带增多，呈黄水样或脓性，有臭味，感染严重时，可出现点滴阴道流血。

（3）重度宫颈炎症

其主要症状是白带增多，颜色发黄，黏稠并有臭味，还伴有外阴瘙痒，性交时会出血，腰骶酸痛，痛经等。

（4）老年性阴道炎

老年性阴道炎的临床表现为阴道分泌物增多呈淡黄色，严重的可有血样脓性白带。

（5）子宫颈癌

性交后阴道出血或阴道有血性分泌物。

（6）子宫内膜癌

子宫内膜癌的临床表现为不规则出血，出血量时多时少，未绝经妇女可能月经量多，持续时间延长，绝经后妇女出现绝经后出血。

（7）输卵管癌

由于肿瘤刺激输卵管上皮渗液及病变组织坏死，白带呈红色液体，间歇性地从阴道向外流出。

（8）阴道癌、子宫体癌

其所分泌的”白带”多数表现为白带量较多，呈淘米水样，混浊而有恶臭，有时混有血液呈淡粉色。

当出现白带带血时，应提高警惕，及时就医治疗，可以进行各项检查来鉴别诊断。

（1）线索细胞检查

线索细胞检查是检查细菌性阴道病的方法。

（2）pH 值检查

正常女性阴道呈弱酸性，可以起到防止致病菌繁殖的作用。一旦女性出现细菌性感染时，其 pH 值将会升高。

（3）胺试验

对女性的白带进行胺试验，如果反应为阳性，可以做出细菌性阴道炎的判断。

（4）霉菌与滴虫的检查

如果检查单上有“+”，表明已经感染霉菌或滴虫。

（5）阴道清洁度检查

阴道清洁度的检查一般分为四度。Ⅰ～Ⅱ度属正常，Ⅲ～Ⅳ度为异常白带。

我们在平时生活中也要积极养成良好的习惯。

（1）穿棉质透气的裤子

平时尽量穿棉质透气的内外裤，保持干爽，平时如果分泌物不多尽量不要用卫生护垫，如果使用就一定要勤更换，以免滋生细菌。

（2）少吃刺激性食物

正常情况之下，我们的天然免疫系统会自动去应付这些入侵的菌种，所以我们平时就要养成健康均衡的饮食习惯，少吃那些刺激性的食物，让人体免疫系统正常运行起来，护卫我们的身体健康。

（3）切勿滥用抗生素

抗生素一定要经过医师的同意和在签署处方的情况下使用，因为抗生素虽然可以非常快速有效地杀死细菌，却会助长霉菌的滋生，所以为了女性的身体健康，千万不可滥用抗生素。

（4）性生活正常单纯

许多阴道疾病的感染途径都是性行为，如果性伴侣过多，就较难掌控是否感染的情况，所以只要性生活单纯，感染特定的阴道（疾病）疾病概率就会大大减少。

再次强调，一定要每年进行妇科体检，重视宫颈的防癌筛查，去做TCT哦！

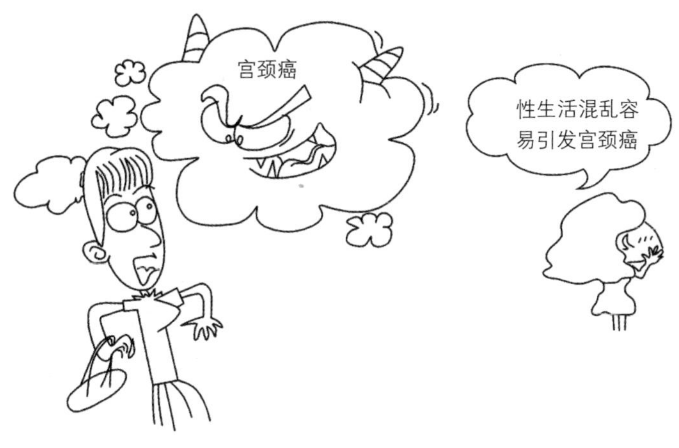

四、白带恶臭——生殖器肿瘤的告白

张女士44岁，平素工作忙，单位多年的体检她都错过了，近一年多来，她发现白带量多且时常带血，并伴有恶臭味，这次因为没出差，被办公室的同事硬拽去做了个TCT，结果发现有宫颈癌。

白带恶臭常常是生殖道严重感染或肿瘤引起的，如生殖道的恶性肿瘤、严重的子宫内膜炎、重度的宫颈糜烂。特别是老年妇女，如果出现白带恶臭，而且颜色鲜红，往往是恶性肿瘤的信号。

女性生殖器肿瘤从外阴至输卵管和卵巢都有可能出现，比较常见的有子宫颈癌、子宫内膜癌、子宫肌瘤、子宫体癌、卵巢肿瘤、绒毛膜癌和外阴癌等。罹患这些肿瘤的大多数患者早期多有不适的症状，也是人体功能机制提醒大家应多加注意自己的身体变化。发现妇科肿瘤的最好方法是每年都要到医院做常规的妇科检查，进行细胞学检查和病理检查。因为早期发现和早期诊断对治愈肿瘤、延续生命非常重要。而每年坚持体检，大部分癌症就可以提前发现，可以把危险大大地降低，要知道早期的恶性肿瘤和晚期的恶性肿瘤，其结果差别是很巨大的！

在防治上，还是得从源头抓起，首先改变生活习惯，重新回到健康的轨道上来，然后就是积极配合医生进行治疗。在中医多从肝郁化火、湿热瘀毒、脾肾阳虚、痰湿结聚等多个角度进行辨证论治。

第四章

孕前孕后的调理

怀孕对于准妈妈和准爸爸来说是一次奇妙的旅行，要想在旅行中舒服愉快地欣赏每一处风景就要做好万全的准备。

○。一、有准备，好“孕”自然来

当妈妈前的准备称为“备孕”，以前是没有“备孕”一词的，最近几年才在新婚夫妇中成为“热词”。那备孕有必要吗？不想做备孕可以吗？其实“备孕”的内容不外乎就是进行必要的体检、调整生活方式及做适当的准备。中医认为，受孕之时应该“男精壮，女经调”。一句话道出了古人也重视孕前夫妇双方的身体状况，可见古人的优生智慧依然是今天的优生之道。儿童成长方面的最新研究证实，妈妈受孕时的身体是否健康，决定着宝宝胎儿期、婴幼儿期乃至成人期的身体状况。如果本来生活方式就很健康并且定期体检的人，没有备孕就怀孕多数没有问题，但是做了备孕更好，可以减少意外的发生。

1. 心理准备——减少孕期的烦恼

准备要宝宝了，多数女性心理就会发生变化，有人兴奋，有人焦虑。事实证明，有心理准备的孕妇孕期的生活更从容顺利，宝宝也会在优良的环境中健康成长。

（1）克服求子心切的心理

有一天，我接诊了一位高龄孕妇，她说“怀孕 43 周还没有分娩的迹象”，我认真地给孕妇做了检查，但就是查不到胎体，也听不到胎心，我蒙了，慌乱中我想到了做内诊及 B 超，而检查结果证实这位女性并没有怀孕，这就是医学上所说的假孕。

备孕中的女性的紧张焦虑心理会影响体内激素水平，从而影响卵子质量，甚至会抑制排卵导致不孕。还有少数女性盼子心切，往往就会造成生理上的一些变化，比如内分泌紊乱、月经推迟等，甚至还会出现恶心、呕吐等怀孕假象，有人还会形成不孕心理障碍症。因此，在受孕之前，夫妻双方的心理状态必须是良好的、积极的、稳定的，这样不仅能增加受孕的信心，提高受孕率，还能促使怀孕后的心理处于良好的状态。

（2）接受孕期的各种变化

怀孕、生孩子是大多数女性绕不开的话题，不论是顺其自然还是没有准备的突然怀孕，都应该接受孕期形体、饮食、情绪的变化。小生命的诞生会使夫妻双方感觉生活空间变小，在孩子出生后也会将自己的情感转移到孩子身上，这些变化或许会造成夫妻感情的淡化，诸如此类在备孕阶段就应该充分了解，让准妈妈以平和、自然的心境来迎接孕期的到来，以愉快、积极的心态对待孕期所发生的变化。

（3）摒弃“重男轻女”的思想

在生活中，耳边时不时有“第一胎生个男孩就好了”“第一胎是女孩，这次一定要生个男孩”等声音，于是有人在备孕阶段就到处咨询怀男孩的秘方，甚至怀孕后也在寻求“转胎”的方法。对于这一点，不仅是准妈妈本人要有正确的认识，而且家庭所有成员特别是老一辈人更要从“重男轻女”的思想桎梏中解脱出来，给予子女更多的鼓励和关心，解除孕妇的后顾之忧。特别是在农村，面对社会强大舆论的压力，哪怕没有来自家庭直接的压力，女人也会不自觉地为孩子的性别担心。有了这样的顾虑，怀孕前的心理负担就不会小，这对优生不利。如果能有生男生女都一样的思想准备，就可放下思想包袱，这对优生大有好处。

缓解孕前抑郁的对策（心理调适）

专家指出，女性在情绪压抑时的生育能力要比正常状况下低一半。如果你或你的家庭成员中有抑郁史，或者如果你觉得自己出现了抑郁的迹象，比如对过去喜欢做的事情失去兴趣、食欲不振、睡眠状态不好等，都可以向心理医生或精神病专家进行咨询。如果需要服药，医生会帮助你选择孕前和孕期都可安全服用的抗抑郁药。你还可以尝试其他减压手段，如瑜伽和冥想，调查显示这些方法同样对改善心情有益。

缓解孕前抑郁的对策（药膳调理）

症状：经前乳房胀痛，情绪抑郁，食欲不振，舌质暗，脉弦。

药膳：梅花粥。

取白梅花 5 克，粳米 80 克。先将粳米煮成粥，再加入白梅花，煮两三分钟即可，每餐吃一碗，可连续吃七天。梅花性平，能疏肝理气，激发食欲。食欲减退者食用效果颇佳，健康者食用则精力倍增。

2. 知识准备——避免受孕的困惑

（1）新婚蜜月时受孕好不好

小梅在结婚旺季与相识相知 3 年的他结婚了，婚礼之后，为期一个月的旅行中，他们玩得很开心，喝过酒，生过病，也吃过药。待到次月，她发现大姨妈迟迟不来，去医院检查，才知道自己怀孕了。小梅想想自己在这段时间做过的疯狂事就忧心忡忡，不知道这些因素会不会对肚里的宝宝造成不良影响？首先，意外怀孕后，孕妇应该及时到医院进行检查，排除一些宫外孕的可能，并确定胎儿周数。如果蜜月期间有喝酒、生病这些情况，医师会根据不同的病情，告知畸形的风险率并给出建议。不一定是蜜月期间的宝宝就不能要，具体还得经过优生优育咨询并充分考虑后再确定是否终止妊娠。

很多人说蜜月期间，正是两个人感情最浓的时候，如果能顺利怀孕就最好了，因为感情在最好的时候，精子和卵子的结合也是最完美的。但事实真的如此吗？

从优生角度讲，在怀孕之前，准妈妈要提前 3 个月补充叶酸等营养素以预防胎儿神经管畸形的可能。而在蜜月前筹备婚礼，往往会忽略备孕的准备。再者旅途中生活起居往往没有规律，饮食失调，饥饱无常，营养不均，睡眠常有不足，这使大脑皮层常处于兴奋状态，加之旅途疲劳和颠簸，可影响孕卵生长或引起子宫收缩，容易导致流产或先兆流产。因此新婚蜜月时最好不要受孕。

（2）和避孕说“ByeBye”

如果你以前一直避孕，为了要宝宝，就应该停止避孕了。如果你使用的是避孕套或阴道隔膜，只要马上停止使用就行了。

但如果你一直服用口服避孕药或皮埋避孕，由于这些是通过抑制排卵，改变子宫内膜、宫颈黏液，干扰子宫内膜与孕卵的同步，因此宜在停服避孕药及去皮埋 3 个月之后怀孕，以利于优孕和优育。

停止避孕后，应该开始记录月经周期，这有助于你掌握自己的月经周期规律。按时在日历上标出月经开始和结束的具体日期，或者将经期的日子画上圈。这能够帮助产检医生确定你的受孕日，并规划好头三个月的产检项目。

（3）找准排卵日，提高命中率

在备孕期间什么时间才是受孕最佳时机？医生说："排卵日前 3 天至排卵日，更容易怀孕。"在这一问题上，主要是与精子和卵子的寿命有关系。虽说精子从射精开始之后几天内都能在女性体内存活，但是卵子的寿命从排卵开始只有半天到 1 天的时间。正是由于这个原因，排卵前，精子可以在女性的体内保持着等待卵子的状态，怀孕的可能性也就更高了。

那么有哪些方法可以帮助备孕妇女准确地找到排卵日呢？在月经周期规律的情况下，女性的排卵期一般在下次月经来潮前的 14 ～ 16 天左右。为了保险起见，将排卵日的前 5 天和后 4 天，连同排卵日在内共 10 天称为易受孕期。如果月经周期为 28 ～ 30 天，一般在月经第 12 ～ 14 天来医院监测排卵。卵子受精能力最强是在排卵后 24 小时内，因此一般来说，只有在排卵前后 1 ～ 2 天内同房，才有怀孕的可能。

另外，如果希望怀孕的话，并不是在这个最佳时期就足够了。成功怀孕有很多条件，例如生育力、年龄、心理、饮食、运动等，但我们很多时候往往忽略了一个重要的认知就是频率。《Fertility&Sterility》研究表明每周一次的性交，受孕成功率只有

15%，但每隔一天性交的受孕率高达 33%。

提高卵子质量的食物

牡蛎、牛肉、蛋类、豆类、花生、芝麻、核桃、鲜蔬果汁、海藻类。

助孕药膳

当归羊肉汤：羊肉 250 克，当归 20 克，菟丝子 15 克，桑寄生 15 克。药物用清水 1200 毫升煎至 500 毫升，去渣取汁；药汁与羊肉一同隔水炖熟成汤，加入适量食盐即可。本品适用肾阳虚者。

（4）流产后再次怀孕前的注意事项

怀孕貌似很简单但是实际情况并不简单。在正常人群中，自然流产的发生概率为 15% 左右。对于流产后的女性来说，需要多久可以再怀孕的说法并不统一，世界卫生组织的建议是至少等待 6 个月，那如果有人流产后并没有避孕而在 6 个月内再次怀孕会有什么问题呢？在英国医学杂志《BMJ》发表的一篇文章研究显示，在发生自然流产以后，如果在 6 个月之内再次怀孕的话，再次发生流产的概率和发生妊娠不良结局的概率是最低的。看来流产后等待的时间长并不意味着下一次怀孕的结局会更好，但是再次怀孕前仍应进行一些调整和恢复。

心理状态要调整	月经要恢复	身体状况要恢复
不少女性在流产后会情绪低落，会内疚、自责，可以咨询相关产科和心理专家，消除负面情绪。	建议至少来 2 ~ 3 次正常月经后再尝试怀孕。	免疫系统及内分泌系统的恢复。

（5）高龄二胎妈妈受孕前的注意事项

全面开放的二胎政策毋庸置疑是社会一大热点，许多人在享受愉悦的同时，也紧锣密鼓地“筹备”起二胎来！但二胎不是想生就能生的，尤其是高龄女性如何备孕二胎是值得关心的问题。年龄对于生育力来说是个非常重要的影响因素，年龄越大，生育二胎的困难就越大。相关调查显示，准备生育二胎的夫妇，绝大多数年龄都在 35 岁以上。但对于女性来说，最佳生育年龄在 25 岁左右，30 岁以后卵巢功能开始衰退，卵子质量逐渐下降，35 岁之后迅速下降，因此 35 岁以上怀孕就算高龄产妇了，生育风险就大幅增加，需要科学备孕才能生出既健康又聪明的孩子。

高龄二胎妈妈孕前应做体检，评估一下自身的健康状况，研究表明，随着年龄增长，机体代谢能力发生改变，血管弹性下降，从而导致心脏病、高血压、糖尿病、肾脏病等疾病的发生率逐渐升高，而且年龄往往是这些疾病的独立危险因素，且与预后存在一定相关性，严重者可危及母儿生命。

高龄二胎妈妈孕前还应该做遗传咨询，目的是确定遗传病基因携带者，并对其生育患病后代的危险率进行预测，并采取相应的预防措施，减少遗传病患儿的出生，降低遗传病的发病率，从而提高人群遗传素质与人口质量。资料表明，染色体偶然错误的概率在接近生殖年龄后期明显增高。因此，父亲年龄超过 45 岁，母亲年龄超过35岁者，卵子与精子就相对老化，发生染色体错误的机会随之增加，生育染色体异常患儿的可能性也就增加。据统计资料显示，这种可能性约为4.5%。

（6）生男生女谁决定

我们平时总能听到一些人说“我们家娶了个没用的媳妇，连生三个女孩”。但生男生女到底是由谁决定的呢？要知道，人体有23对染色体，22对为常染色体，1对为性染色体，宝宝性别由性染色体决定，其中XY代表男，XX代表女。精子和卵子结合后融为一体成为受精卵，如果是X精子和卵子结合，则受精卵中的一对性染色体为XX，就是女宝宝；如果Y精子与卵子结合，则受精卵中的一对性染色体为XY，就是男宝宝。所以要生男孩，得让爸爸的Y精子，和妈妈的X卵子结合受孕。那到底是X精子跑赢，还是Y精子跑赢，生男孩还是生女孩，概率各占一半，所以说生儿子还是生女儿靠的是“机会”，凭的是“运气”，夫妻双方谁也没有“决定权”，偏方什么的都不靠谱。

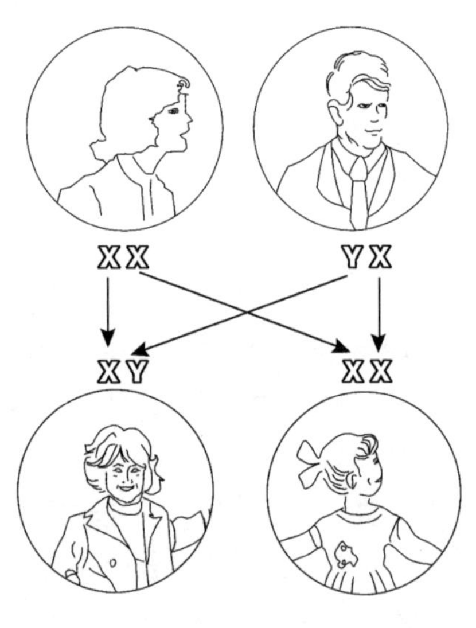

（7）碱性环境更利于生男孩

民间流传着碱性环境更利于Y精子的说法，因此，有些很想生儿子的女性，会想尽办法来创造出一些“利于Y精子的环境”，从而增加Y精子受精的概率。比如在备孕期，猛吃海带、豆腐、香蕉等“碱性食物”，认为这样可以使身体尤其是生殖道变得更加“碱”一些，从而把受精机会留给Y精子。有些女性在“造人行动”完成后，用碱性溶液（如苏打水）冲洗阴道，以为这样可以降低X精子的活性。其实科学家们早就研究过这个问题，结论是没有科学证据支持“X精子耐酸，Y精子耐碱”的说法。阴道正常是弱酸性，这样强行改变环境，等着你的不是男宝宝，而是阴道炎！

（8）从孕囊数据能辨别男女吗

有一种说法是可以通过B超看早期孕囊的形状来辨别男女，孕囊是长条形的为男孩，孕囊形状相对圆的为女孩。事实上，孕囊的形状会随着母体的宫腔形状与怀孕时间而改变。如果母亲的子宫形态比较标准，孕囊着床后，绝大多数发育较好的孕囊都是扁圆形的。另外孕囊的形状是由其张力以及其可伸展的空间和含羊水量决定的，并不是以上所说的“长为男，圆为女”。

3. 生活准备——为受孕做一些调整

（1）为宝宝营造“绿色”的环境

当夫妇决定生育宝宝时，应为孕妇、产妇、婴儿提供一个舒适温暖、利于优生优育的“窝”，才会使孕妇顺利度过妊娠、分娩的过程。

应保证适当的阳光照射和合适的室内温度。若处于没有阳光的屋子，孕妇与将来问世的孩子得不到阳光的照射，身体中的钙吸收就会受影响，也将影响孕、产妇与孩子的骨骼发育，且会增加产妇的产后疾病，如关节疾患等。

房屋要适当通风、保温。不然夏季室内潮湿高温，冬季寒冷，不利于孕妇与婴儿的健康。

室内应经常打扫，不留死角，保持清洁。装修与家具尽量选用对人体无害或危害较小的合格材料。装修与家具中使用的各种人造板，从中释放出的甲醇不仅是可疑致癌物，而且还有可能造成女性月经紊乱与月经异常。各种油漆、涂料与胶黏剂释放的苯，甚至能够直接影响胎儿发育。一般新居应在装修完至少 3 个月或半年后方可入住。如果想在新居室怀宝宝，可以请专业人员检测房中有无装饰涂料等化学毒物的污染、石材的放射线是否超标等。

准备婴儿用的房间时，使用的装修、装饰材料都应选择无毒、容易清洗的。装修完毕，尤其是放置孩子衣物、玩具的柜子等，在搬进房间以前，要提前开窗通风，让有害物质充分挥发出来，散发出去。

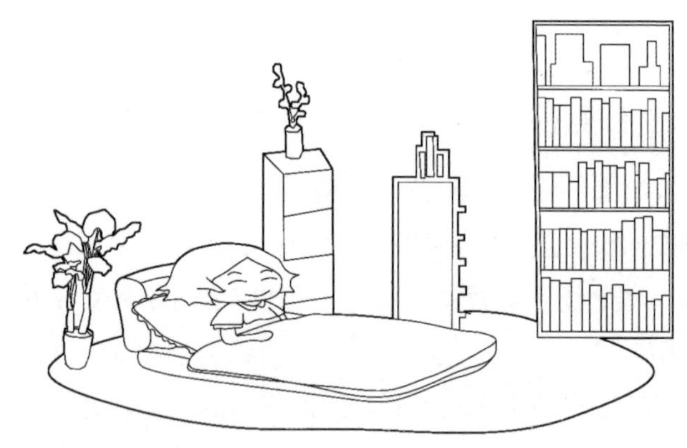

（2）把健康行为当成爱好

有些事可能是你的妈妈一直唠叨催促你去做，也是养生节目一直强调你应该做，但是你一直没有做的。准备怀孕正是你行动起来的动力，在准备怀孕前至少 6 个月，夫妻双方应安排好备孕作息，选择瑜伽、游泳等运动项目，这样既有利于改善体质，也能让备孕妇女的身心得到真正放松。晚上尽量早睡，睡前聆听优美的音乐，有助于入睡，让孕妇第二天精神充足，心情愉悦。

在决定要宝宝时，夫妻双方应改掉不良生活习惯，停止吸烟、饮酒。香烟里的有害物质会通过血液循环进入生殖系统，可以使精子、卵子发生畸形，增加流产、死胎和早产的发生率。孕妇长期大量饮酒可能导致胎儿唇裂、智力低下等。建议嗜酒的准爸妈在孕前 6 个月戒酒。

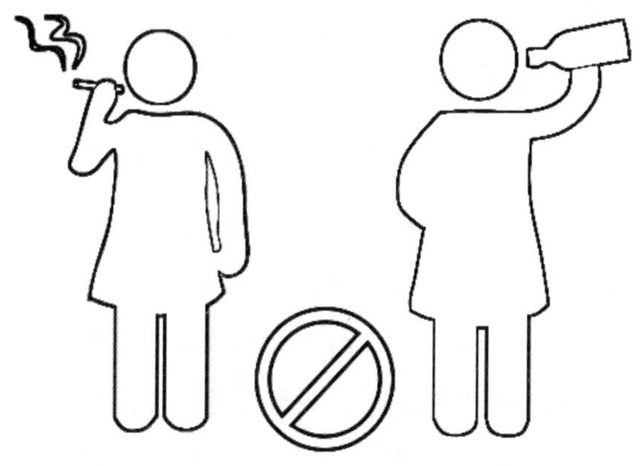

（3）孕前调整至理想体重

孕前应保持苗条，但不是“瘦骨嶙峋”，这意味着你应拥有合适的体重及合适的脂肪，可以满足你和宝宝的需要。孕前体重与新生儿出生体重、新生儿死亡率及孕期并发症密切相关。孕前超重和肥胖、体脂太多不仅会降低受孕的能力，还会增加孕期出现妊娠期高血压病、妊娠期糖尿病、巨大儿、子代成年后肥胖等风险；孕前消瘦，体脂太少影响排卵激素的分泌造成月经延后，甚至闭经，也会造成受孕困难，还会增加分娩低体重儿、早产等风险。因此备孕妇女宜通过平衡膳食和适量运动调整体重，为孕育健康宝宝做准备。

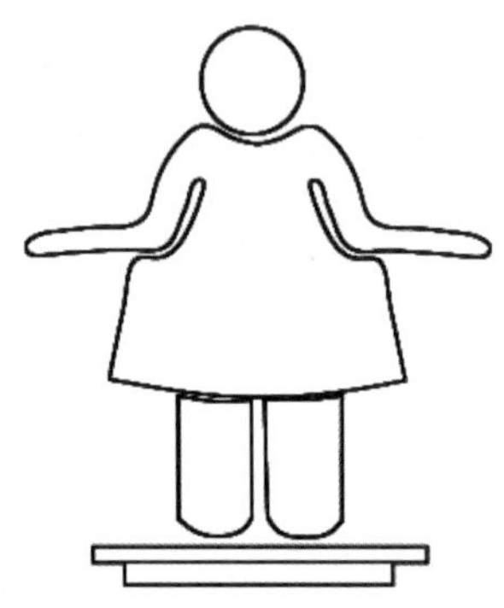

4. 营养准备——为宝宝预存健康的食材

备孕阶段是多吃一些你和宝宝需要的东西的时候了，这个时期调整饮食习惯，可以让你的身体习惯你和宝宝需要的食物，而不只是那些你想吃的食物。同时还要提前吃一些必需的营养补充剂，不过一定要听医生的建议，不要道听途说，盲目跟风。

（1）叶酸的补充——预防神经系统畸形

几乎每个正在备孕或已经怀孕的准妈妈都知道一件事，那就是补充叶酸。但是叶酸是什么？为什么要补？怎么补才最合理有效？许多人还是一头雾水。那让我们来正确认识一下叶酸，这个大家都知道，但有可能未真正了解的营养素。

1）叶酸是什么

叶酸是一种水溶性B族维生素，对细胞的分裂生长及核酸、氨基酸、蛋白质的合成起着重要的作用，也是胎儿生长发育不可缺少的营养素。

2）为什么备孕妇女需要叶酸

叶酸有助于胎儿健康成长，尤其是当母亲在孕前就摄入叶酸时，可以有效起到以下作用。

①预防胎儿神经管畸形（无脑畸形、脊柱裂），有效率达70%以上。

②预防胎儿唇腭裂，有效率在50%以上。

③预防胎儿先心病、其他体表畸形等出生缺陷。

④预防孕妇、乳母及胎儿贫血。

⑤促进胎儿神经系统发育。

⑥降低婴儿死亡率。

⑦缓解妊娠反应等。

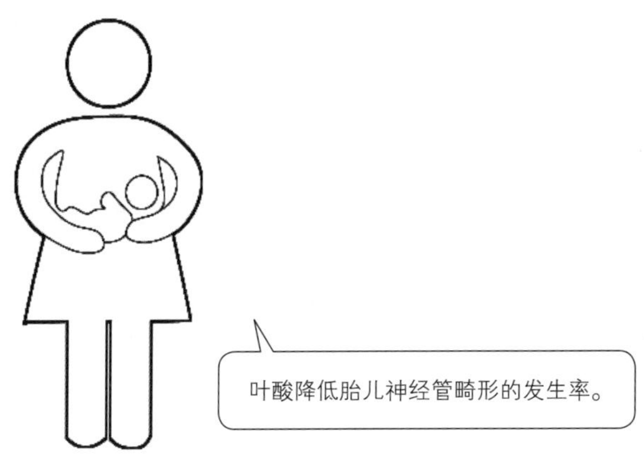

3）什么时候补？应该怎么补

具体见表4。

表 4　备孕女性叶酸补充方法

<table>
<tr><th>备孕女性类型</th><th>时间</th><th>补充克数</th></tr>
<tr><td>高危因素的妇女</td><td>孕前至少 3 个月或可能怀孕开始，直至孕满 3 个月</td><td>每日 0.4 毫克或 0.8 毫克</td></tr>
<tr><td>夫妻一方患神经管缺陷或男方既往有神经管缺陷生育史</td><td>孕前至少 1 个月或可能怀孕开始，直至孕满 3 个月</td><td>每日 4 毫克</td></tr>
<tr><td>患先天性脑积水、先天性心脏病、唇腭裂，肢体缺陷，或有上述缺陷家族史，或一、二级直系亲属中有神经管缺陷生育史的妇女</td><td rowspan="4">孕前至少 3 个月或可能怀孕开始，直至孕满 3 个月</td><td rowspan="4">每日 0.8 ～ 1 毫克</td></tr>
<tr><td>患糖尿病、肥胖或癫痫的妇女</td></tr>
<tr><td>正在服用增加胎儿神经管缺陷风险药物的妇女（如二甲双胍、甲氨蝶呤等药物）</td></tr>
<tr><td>患胃肠道吸收不良性疾病的妇女</td></tr>
</table>

天然叶酸存在于哪些食物中

富含叶酸的食物有动物肝脏、豆类（如黄豆）、酵母、坚果类、深绿色叶类蔬菜（如菠菜、莴苣、芦笋、油菜、西蓝花）、水果（如橘子、草莓）等，但利用率低。

神经管畸形

神经管缺陷又称神经管畸形，主要临床类型包括无脑、脊柱裂和脑膨出。无脑和严重膨出常引起死胎、死产。脊柱裂或轻度膨出患儿虽可存活，但不能治愈，会终身残疾。

补充叶酸食谱

鲜香菇100克，植物油25毫升，盐适量。将香菇洗净，锅中加油加热，放入香菇煸炒，加盐调味。加水文火炖煮成汤即可。

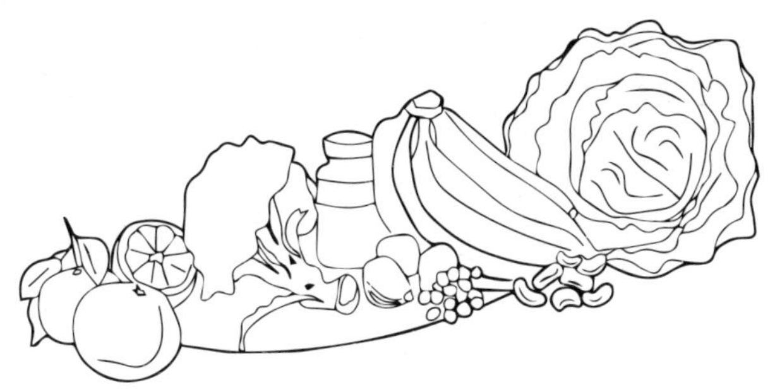

（2）维生素D的补充——强壮宝宝骨骼

随着生活水平的提高及研究的深入，以前是不能输在起跑线上，现在已经演变成不能输在“娘胎”里，人们从备孕开始就要充分准备，希望生出一个健康聪明的宝宝。大家都知道要补充叶酸，但大家知道为什么要补充维生素D吗？

维生素D是一种脂溶性维生素，本身没有活性，需要在肝脏代谢为25-（OH）D3（骨化二醇）。医学研究认为孕妇缺乏维生素D，对母体本身而言，其发生子痫前期、妊娠期糖尿病、产后抑郁、复发性流产的风险会增高。对胎儿的影响体现在胎儿宫内生长受限，婴幼儿及儿童骨矿物质含量减少，肌肉无力和佝偻病发生的概率增加，成年后发生自身免疫性疾病、心血管疾病、糖尿病、神经系统疾病及癌症的概率也会上升。在我国，孕妇维生素D缺乏状况较为严重，对近20年发表的有关中国人群维生素D营养资料分析发现，80%的孕妇缺乏维生素D。

虽然维生素D对于备孕阶段来说很重要，但不要盲目，备孕期间每天一片复合维生素片就可以了。

维生素D的其他来源

米及其制品、新鲜蔬菜、新鲜水果、猪肉、禽肉、水产品、蛋类、奶类、动物内脏，增加户外活动时间，多晒太阳。

补充维生素D的食谱

大枣50克，冬菇25克，植物油20毫升、盐适量，姜、料酒适量。将冬菇、大枣洗净，姜切片备用，将冬菇、大枣、姜片、盐、料酒、植物油放入蒸碗内，加水盖严，上蒸笼蒸60分钟，出笼即可食用。

（3）碘的补充——储备智力营养素

妊娠早期是胎儿大脑的快速发育期，此时胎儿的甲状腺功能尚未建立，大脑发育所需要的甲状腺素来自母体，若此时孕妇缺碘，就会影响神经细胞的增殖分化，导致脑蛋白合成障碍，直接影响智力发育。而此阶段，准妈妈还不知道有孕在身，会错过最佳补碘时机，对胎儿大脑发育造成不可逆的损害。因此备孕期间除选用碘盐外，还应每周摄入一次富含碘的海产品。

预防缺碘

食用碘盐	水产	陆地产
补碘的最好方式	海带、紫菜、带鱼、干贝、海参、海蜇、淡水鱼	蛋、奶、肉类

补碘药膳

干贝海带煲鸡：仔鸡250克，干贝50克，海带结100克，枸杞子3克，盐、味精各少许，葱花、姜、食用油适量。将仔鸡洗净剁块，海带结、干贝、枸杞子洗净备用。锅中倒入油将姜炒香，下入海带翻炒，倒入水，加入鸡块、干贝、枸杞子，调入盐、味精，小火煲至全熟，放入葱花即可。

（4）锌的补充——增加受孕能力

锌对人体的生理作用是相当重要的。首先，锌是人体内一系列生物化学反应所必需的多种酶的重要组成部分，对人体内新陈代谢活动有着重大影响。近年来发现，锌还具有影响垂体促性腺激素分泌，促进性腺发育和维持性腺正常功能的作用。因此，缺锌不但可以使人体生长发育迟缓（胎儿发育迟缓的原因），使人身材矮小，而且可致女性乳房不发育，没有月经，男性精液中精子数减少，甚至无精子。实践证明，经常多吃一些含锌丰富的食物，不但可使矮个子长高，瘦者体重增加，而且可通过性激素分泌的增加，促进第二性征的发育，使精子数量增多或促进排卵，从而增加受孕机会。

锌是胎儿身体和大脑发育必需的营养素，对于备孕妇女每天补充 20 毫克的锌就可以满足孕期的生理需要。

锌的食物来源

植物性食物中，含锌量比较高的有豆类、小米、萝卜、大白菜；动物性食物中，以牡蛎含锌最为丰富，其他如羊排、子鸡等也含有较丰富的锌。

补锌药膳

牡蛎豆腐羹：牡蛎 150 克，豆腐 100 克，鸡蛋 80 克，韭菜 50 克，食用油、盐、葱段、香油、高汤适量。将牡蛎肉洗净，豆腐切细丝，韭菜洗净切末，鸡蛋打入碗中备用。锅中倒入食用油，炝葱，倒入高汤，下入牡蛎肉、豆腐丝，调入盐煲至入味，再加入韭菜末、鸡蛋，滴入香油即可。

健康准备——孕期避免疾病的干扰

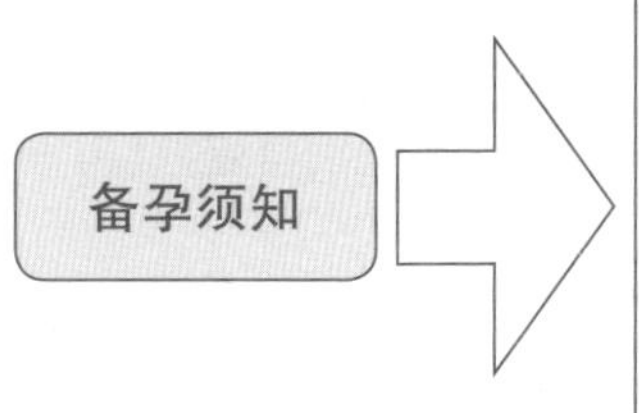

提前 1 年做一次全面体检。

提前 11 个月注射乙肝疫苗。

提前 10 个月改变不良生活习惯。

提前 8 个月注射风疹疫苗。

提前 6 个月停服有致畸作用的药物。

提前 6 个月看牙。

提前 5 个月做抗体检测。

提前 3 个月停服避孕药。

提前 3 个月补充叶酸。

5. 健康准备——孕期避免疾病的干扰

（1）孕前 1 年做一次全面体检

在妇科门诊经常会遇到许多胚胎停育、自然流产后的患者来就诊，他们都有相同的疑惑：怀孕前身体很好，月经也正常，为什么会保不住宝宝？当被问到孕前是否做过检查时，大多数患者都摇头。雯雯夫妇就是其中的一对，雯雯曾怀孕 2 次，每次都是孕 40 ～ 50 天胚胎停育，仔细询问后得知雯雯只是偶尔小腹隐痛、腰酸，我给他们夫妻安排了体检，结果显示雯雯支原体检查阳性，经过治疗，支原体检查阴性，两月后雯雯怀孕，后产下一子。从医学上讲，不少疾病症状虽然不明显，但在孕后可能会影响胎儿的发育，比如女性轻度高雄激素血症等。

有人会问做过婚检或单位体检可以代替孕前检查吗？体检只是最基本的身体检查，而孕前检查主要是生殖系统以及与之相关的免疫系统、遗传病史等检查。而且孕前检查也不只是女人的事，孕育健康的宝宝，优质的精子也至关重要，因此备孕检查丈夫也必不可少（表 5、表 6）。

表 5　女性孕前检查的项目

检查项目	检查内容	检查方法	检查目的
妇科检查	妇科常规检查 白带常规 + 淋球菌 +BV 宫颈液基细胞 沙眼衣原体、支原体	妇科盆腔检查 阴道分泌物检查 宫颈细胞检查	是否患妇科疾病及性病
TORCH	风疹病毒、弓形虫、巨细胞病毒、单纯疱疹病毒、梅毒螺旋体	静脉抽血	是否感染病毒等
肝功能	转氨酶等 乙肝全套	静脉抽血	如果妈妈是乙肝患者或携带者，怀孕时或孕后需做一些预防措施
内分泌	性激素水平 甲状腺功能	静脉抽血	检查卵巢功能、甲状腺功能
血常规 血型	血红蛋白、红细胞、白细胞、血小板、血型（包括 ABO 和 RH）	静脉抽血	排除血液问题及贫血、感染
尿常规	比重、蛋白质、管型、尿糖	尿液检查	尿常规能反映肾脏情况

续表

检查项目	检查内容	检查方法	检查目的
心电图 B 超	心、肝、胆、脾、肾、盆腔	心电图及影像检查	检查心、肝、胆、脾、肾、子宫及附件
口腔检查	检查是否患有牙病	牙科检查	孕期牙病发作，治疗棘手，以提早治疗

TORCH 是可导致胎儿感染的一些病原体的总称。其中 T 指弓形虫，O 主要指梅毒螺旋体，R 指风疹病毒，C 指巨细胞病毒，H 指单纯疱疹病毒。筛查结果若 IgG 呈阳性，说明备孕妇女过去被感染过，目前对胎儿不会造成太大的影响；若 IgM 阳性，说明备孕妇女最近 1 ～ 2 月被感染，可能导致胎儿畸形。

表 6　男性孕前检查的项目

检查项目	检查内容	检查方法	检查目的
精子分析	精子总数、活动力、畸形率	取精液化验	了解精子质量
前列腺液	观察前列腺液的颜色 实验室检查是否有白细胞及脓球	取前列腺液	是否患前列腺炎，间接影响精子的正常功能
内分泌	测睾酮水平 测甲状腺激素	静脉抽血	间接反映睾丸功能及甲状腺功能
睾丸活检	直接检查睾丸曲细精管的生精功能及间质细胞的发育情况	取睾丸活组织	无精症或少精症

男性精液分析重点看三条

前向运动精子
及格线：32%
优良线：50%

精子浓度
及格线：15×10^6 个 / 毫升
优良线：50×10^6 个 / 毫升

正常形态精子
及格线：4%
优良线：15%

女性孕前检查注意事项

选择月经干净后3~7天进行检查。
检查前3天不要有性生活。
检查前空腹。
B超需要憋尿。

男性孕前检查注意事项

检查前3天不要吃油腻、高糖食物。
检查前禁欲3～5天。
检查前空腹8小时。

（2）口腔检查

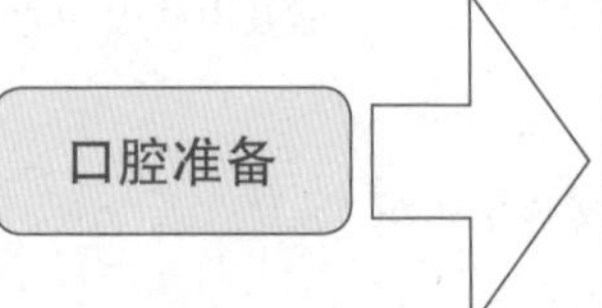

获得个性化的口腔健康指导。
通过洗牙，清除牙结石，维护牙周健康。
积极防治蛀牙及牙髓疾病。

（3）了解常见疾病对怀孕的影响

有些备孕夫妇家族患有一些常见疾病，这些病种虽不是遗传病但是具有遗传倾向，因此他们很担心日后宝宝也会患同样的疾病，这样的担心不无道理，俗话说“种瓜得瓜，种豆得豆”，但是孕前调理时注意改善一些条件，在一定程度上可以避免疾病的遗传。

高血压

遗传概率

父母一方患高血压，遗传概率为50%；父母双方患高血压，遗传概率为75%。

备孕期药膳调理

菊花、槐花、龙胆草、绿茶各6克，沸水冲泡代茶饮。

多食高钾（橘子、香蕉）、高锌（牡蛎、鱼）食物。

糖尿病

遗传概率

父母双方均患有1型糖尿病，遗传概率25%；父母一方患有2型糖尿病，遗传概率7%~14%；父母双方患有2型糖尿病，遗传概率为50%。

备孕期药膳调理

薏苡仁60克研粉，山药30克捣末，同煮成粥。

肥胖症

遗传概率

父母一方患肥胖症，宝宝超重概率为40%；父母双方患肥胖症，宝宝超重概率为70%。

备孕期药膳调理

竹荪10克，银耳10克，洗净文火煮10分钟，加入鸡蛋糊，调味即可。

减少高糖、高脂肪饮食，多吃富含膳食纤维食物；拒绝熬夜，适当运动。

哮喘

遗传概率

父母一方患哮喘，遗传概率30%~50%。

备孕期药膳调理

茶叶6克，款冬花、紫菀各3克，沸水冲泡。

近视

遗传概率

父母双方患近视，宝宝近视的概率高出常人6倍。

备孕期药膳调理

多食鸡肝、胡萝卜等富含维生素A的食物。

（4）遗传优生咨询，对遗传性疾病说“不”

自然界的遗传非常神奇而且神秘，宝宝的身上不仅能看到父母的优点，还可能会出现父母不愿看到的缺陷甚至遗传性疾病。家族成员中有某种遗传病或先天畸形，宝宝会不会发生同样的问题？第一胎生了一个脑瘫儿，是否还会生出不正常的宝宝？家族中没有发现患有遗传性疾病的夫妇是否还要进行遗传咨询？备孕夫妇有诸如此类的疑虑需要寻求专业医生帮助解答。

有下列情形之一的夫妇必须进行专业咨询

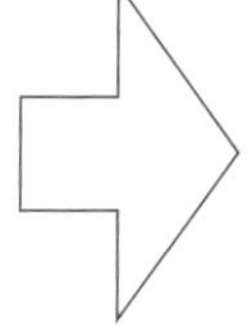

近亲恋爱的情侣或婚后多年不育的夫妇。
35 岁以上的高龄备孕妈妈。
已生育过遗传病儿或先天畸形儿的夫妇。
有不明原因的反复流产或死胎、死产的夫妇。
长期接触不良环境的备孕夫妇。
孕前接触不良环境因素及患有某种慢性病的孕妇。

总之，凡是高龄孕妇、有不良孕产史、家族遗传病史及孕早期有放射线接触史、不良环境接触史、特殊用药史等影响胎儿生长发育的准妈妈需要到产前门诊进行遗传优生咨询，以保证孕育一个健康、聪明的宝宝。

（5）最好在孕前治愈一些疾病

1）孕前要治愈贫血

贫血尤其是缺铁性贫血是女性常见疾病，调查显示，缺铁性贫血在备孕妇女中的发生率约为20%。备孕妇女由于月经等因素，体内铁储存往往不足，如果在孕前表现为血红蛋白含量较低，还不加以干预，结局就是发展为孕期贫血，重度贫血不但会造成孕妇贫血性心脏病等，也容易造成胎儿生长受限、死胎或早产。

含铁丰富的食物

动物肝脏、动物血、瘦肉、紫菜、坚果、豆类、菠菜、西蓝花等。

补铁食谱

鸭血150克，姜丝、料酒、盐各适量。鸭血切成块，放入开水锅中焯一下，捞出沥干水分。锅中放适量油烧至七成热，放入鸭血、姜丝、料酒、盐翻炒片刻即可。建议一周食用2次。

2）孕前要治愈阴道炎

安安在孕前检查时被查出患有滴虫性阴道炎，她红着脸问医生："阴道炎影响受孕吗？治疗痊愈才能怀孕吗？"医生回答说："阴道炎会降低精子的活动能力与成活率，影响受孕。如果孕前治疗不彻底，怀孕后由于激素变化，病情往往会加重，而且孕期用药也受到限制，若孕妇自然分娩，新生儿还有被感染的风险。”

对策

孕前一旦发现白带增多，外阴瘙痒，应及时就医，治疗时间需要3个月经周期。夫妻双方需要同时治疗，治疗期间不要同房。

中药熏洗方

蛇床子30克，白花蛇舌草30克，苦参15克，黄柏15克，地肤子15克，百部15克，白矾10克。水煎熏洗外阴及冲洗阴道，每日1次，7天为一个疗程，月经期禁用。

3）孕前要治愈痔疮

小米在孕前检查时怯怯地问医生：“我有痔疮是不是在怀孕前要治好呀？”医生的回答是必须要治好。因为女性在怀孕后分泌的激素会使血管平滑肌松弛，增大的子宫也会压迫腹腔的血管，使原有的痔疮加重，因此在备孕期应该合理饮食，少食辛辣刺激之品，避免久坐，积极治疗痔疮。

4）孕前要治愈结核病

尽管患有肺结核的母婴传播的发生率低于5%，但是患有活动性肺结核就会增加流产和早产的风险，妊娠分娩会加重病情，甚至导致产妇死亡。结核病的治愈率很高，但经药物治疗后，还应定期复查，确认已经完全治愈后才能考虑怀孕。

5）孕前要控制牙周炎

牙周炎在孕期通常会加重，细菌能产生很多毒素，进入准妈妈的血液循环，甚至通过胎盘影响胎儿，而且孕期又不能随意用药，会使准妈妈疼痛难忍，还增加了胎儿的风险。孕前应去医院做一个全面的牙周检查和诊断，如果发现患有牙周疾病应及时治疗。平时做到饭后漱口，早晚刷牙。

（6）可以提前注射某些疫苗

针对某些传染病最直接、最有效的办法是注射疫苗，防患于未然。但目前我国还没有专为备孕妇女设计的免疫计划，在备孕期最好在医生指导下接种相关疫苗。

1）孕前注射乙肝疫苗

我国是乙肝高发地区，母婴传播是乙肝的重要途径之一，一旦准妈妈将病毒传染给胎儿，新生儿有 85% ～ 90% 的概率发展为乙肝病毒携带者，因此准妈妈没有保护抗体时应在孕前至少 9 个月注射乙肝疫苗。

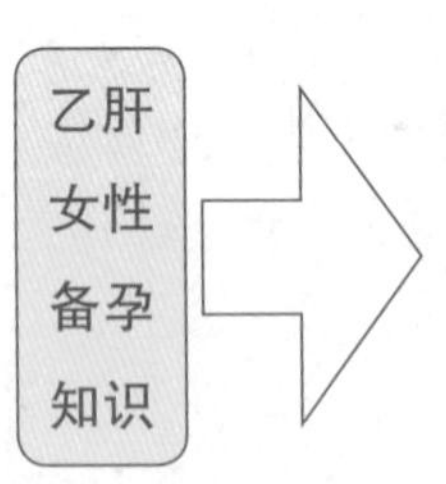

“大三阳”和“小三阳”能怀孕吗：只要肝功能正常，“大三阳”或“小三阳”都能怀孕。

母婴传播感染率是多少：“大三阳”妈妈在宝宝出生后被感染的可能性在 90% ～ 95%，E 抗原阴性的乙肝妈妈的宝宝的感染概率在 40% ～ 45%。

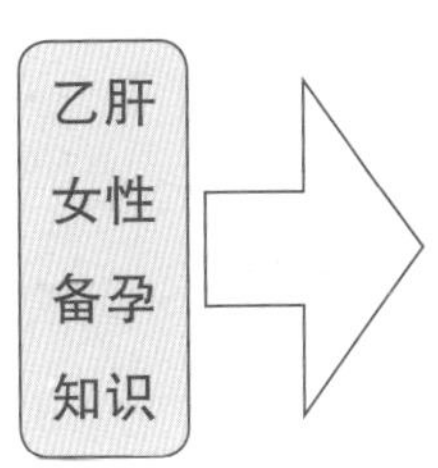

孕前检查助力减少母婴传播： 孕前查肝功及乙肝五项，在肝功正常、病毒量低时受孕。

母婴传播阻断率是多少： 孕妈妈表面抗原阳性，E抗原阴性时，新生儿经正规预防后保护率为98%～100%，若E抗原阳性，新生儿有5%～15%会感染乙肝病毒。

2）孕前注射风疹疫苗

风疹病毒可以通过呼吸道传播，如果准妈妈感染上风疹，有25%的概率出现先兆流产、胎死宫内，风疹病毒也可通过胎盘引起胎儿感染，发生先天性风疹综合征，使胎儿畸形。如果孕妇在孕期想避免感染风疹病毒，目前最可靠的方法是孕前接种风疹疫苗。备孕妇女至少孕前3个月注射风疹疫苗，有效率为98%左右，可以达到终身免疫。

（7）孕前也要谨慎用药

如今随着优生优育知识的普及，多数妇女都知道怀孕后不能乱服药物，然而，对于备孕这段“空档期”，很多人就没有那么重视了，使得一些准妈妈误入药物的“雷区”，结果是不得不做人工流产或诚惶诚恐地度过整个孕期。为了不让药物影响到胎儿的发育，从孕前3个月开始备孕的爸爸妈妈就要有意识地和药物保持距离了。

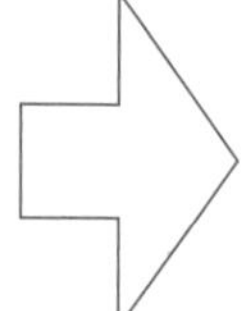

尽量不要用药：孕前3~6个月，夫妻双方都要避免服用吗啡、氯丙嗪、环丙沙星、酮康唑、利福平、红霉素等药物，以免影响受精卵的质量。

女性慎用的药物：激素类、某些抗生素、止吐药、抗癌药、安眠药等都会对生殖细胞产生一定影响。通常停药1个月后受孕比较安全。

男性慎用的药物：精子成熟周期约2个月，这段时间尽量不要服用抗组织胺药、抗癌药、吗啡、类固醇、利尿药、壮阳药等。这些药物不但可致新生儿出生缺陷，还可致婴儿发育迟缓、行为异常。

停药多久可以怀孕：如果长期使用药物避孕工具和口服避孕药，应在停药后6个月怀孕。一般备孕妈妈在停服药物20天后受孕，对胎宝宝影响就很小。但因不同药物种类在人体内代谢的时间不同，还应咨询医生。

谨慎“孕妇禁用”药物：在备孕期内需要自行服药的女性，一定要避免服用药物说明中有“孕妇禁用”字样的药物。

1）服用紧急避孕药期间怀上的宝宝能要吗

服用紧急避孕药期间怀上的宝宝并非一定不能要，应根据所服药物的种类、服药时间及剂量综合考虑。若服药是在停经 3 周内（末次月经第一天算起）则为安全期，此时药物对胚胎的作用是“全或无”，意思是要么完全流产，要么几乎无影响，可以继续妊娠。在停经 3 ～ 8 周是“高敏期”，此期间胚胎生长分化活跃，对药物敏感性高，服药后致畸率高。

2）服药期间意外怀孕怎么办

如果在不知已怀孕的情况下服了药，先不要急着终止妊娠。因为在怀孕期也有相对服药安全期（停经前 3 周胚胎未形成以前危险相对较小），况且有些药物本身对胚胎影响就不大。这时你需要做的是将服用药物的名称、数量、时间等情况详细告诉医生，然后由医生根据药物的特性、药量、疗程的长短及用药时胚胎发育的阶段来综合分析，决定是否有必要终止妊娠。

3）中草药也不是百分百安全

有些人认为既然西药有很多副作用，那就用安全度相对较高的中草药应该没有多少问题吧。然而，近些年优生遗传研究证实，有些中草药也会对孕妇和胎儿产生不良影响。如当归、红花、蒲黄、麝香等药物容易导致胎儿发育不良或畸形，甚至造成流产、死胎或早产。一些有毒副作用的中草药常以复方形式出现在中成药中，因此在说明书注有“孕妇慎用”“孕妇禁用”等字样的药物就要避免服用。

6. 体质准备——给宝宝一个健康的妈妈

中医认为体质就是机体因为脏腑、经络、气血、阴阳等盛衰偏颇而形成的素质特征。比如有人怕热，有人畏寒怕冷，均是个人体质的外在表现。一个人的体质虽然由遗传而来，但也受后天的饮食、环境等诸多因素的影响而发生变化。备孕期合理科学的调养体质是优生的前提，备孕妇女应该在怀孕半年前咨询有资质的中医师，充分分析身体状况，接受专业的指导，以利于顺利怀孕并给宝宝优良的生长环境。

（1）不开心的肝郁体质

常见症状	月经先后不定期，经前两乳房胀痛，情绪抑郁或烦躁，经行不畅，舌红苔白，脉弦。
药膳调理	玫瑰糕 玫瑰酱100克（或干玫瑰花25克），粳米粉、糯米粉各250克，白糖适量。将粳米粉、糯米粉拌匀，用开水化开白糖，调入玫瑰酱（或将干玫瑰花碾碎拌入），制成糕点。适量食用。
中药调理	逍遥丸

（2）难缠的痰湿体质

常见症状	月经延后或闭经，平时白带量多，形体肥胖，痤疮，头晕脘闷，苔厚。
药膳调理	山药冬瓜排骨汤 排骨500克，冬瓜300克，山药50克，生姜2片，大料1个，盐、胡椒粉、味精适量。排骨切块洗净放入开水中烫5分钟，捞出后洗净，冬瓜、山药切块。将排骨、生姜、大料和适量水上旺火烧沸，改小火炖60分钟，放入山药、冬瓜炖20分钟，再加入盐、胡椒粉、味精即可。
中药调理	保和丸

（3）虚弱的气血两虚体质

常见症状	月经量少，色淡，面色无血色，头晕眼花，心慌懒言，舌淡苔白，脉细弱。
药膳调理	橙子当归黄芪煲鸡 橙子 100 克，嫩鸡 200 克，当归 6 克，黄芪 10 克，盐、白糖、葱花、枸杞子适量。将鸡肉洗净切块氽烫，将橙子、当归、黄芪、枸杞子洗净备用。煲锅上火倒入水，调入盐、白糖，下入橙子、鸡肉、当归、黄芪、枸杞子煲至熟，撒葱花即可。
中药调理	八珍益母丸

（4）缺少滋润的阴虚体质

常见症状	月经提前，量不多，手足心热，心烦失眠，口燥咽干，盗汗，舌红苔少，脉细数。
药膳调理	山药黄瓜煲鸭 鸭肉块 250 克（氽烫），山药 100 克，黄瓜 50 克，食用油、盐、味精、香油、葱、姜、红椒圈适量。锅中倒入食用油，将葱、姜爆香，倒入水下鸭块，加入盐，煲至鸭肉八分熟时，下入山药、黄瓜煲至熟，淋入香油，撒葱花、红椒圈即可。
中药调理	知柏地黄丸

（5）没活力的阳虚体质

常见症状	月经量少，色淡，怕冷，嗜睡，尿频，白带多， 性欲淡漠，舌淡苔白，脉细弱。
药膳调理	羊肉山药汤 羊肉 250 克，山药 100 克，料酒、姜片、葱段、盐、香菜适量。将羊肉洗净切块入沸水中氽烫去血水。将羊肉、山药放入锅中，加适量水及葱、姜片、料酒，烧沸撇去浮沫后小火炖至羊肉酥烂，调入盐，撒香菜末即可。
中药调理	肾气丸

二、有呵护，健康快乐度过幸“孕”40周

按正常的月经周期，大姨妈已经推迟几天没来了，你是否意识到“小宝贝”已经悄悄来了？是不是既激动又忐忑地想知道结果呢？教你几招来判断。

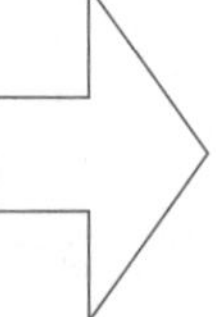

验孕方法

验孕试纸法：用干净的纸杯取尿液，按规定放入试纸条，等待1分钟取出观察，便可知道是否有宝宝。

基础体温法：排卵后的基础体温要比排卵前高出0.5℃左右，并且持续12～14天，直至月经前1～2天或月经第1天才下降。如果连续测体温3～4天，即可判断是否有宝宝。

妇科检查：需要妇科医生通过触摸子宫的大小、柔软度观察宫颈颜色，以确定是否有宝宝。

B超检查：停经5周以上经阴道B超、停经6周以上经腹部B超可见胎囊；停经7周以上经腹部B超可见胎心搏动。

妊娠血检法：受精一个星期后到医院化验室抽血化验，准确率几乎100%。

宝宝有十怕
妈妈应知道

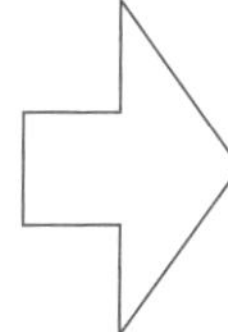

一怕妈妈心情不舒畅：孕妈妈长期精神忧虑、苦闷，不仅对胎儿发育不利，而且还影响胎儿出生后心理、生理及智力发育。

二怕妈妈挑食、偏食：易导致营养缺乏，影响胎儿发育。

三怕妈妈吸烟：吸烟或被动吸烟都会影响胎儿发育。极易造成出生低体重儿、发育迟缓儿。

四怕妈妈酗酒：孕期饮酒导致胎儿畸形的概率极高。

五怕妈妈生病：孕妈妈患风疹、巨细胞病毒感染等会导致流产、死胎、畸形等。

六怕妈妈滥用药：孕期一旦生病，应在医生指导下用药。

七怕妈妈性生活不节制：孕妈妈在孕早期（前3个月）和孕晚期（后3个月）如果不节制性生活，可引起流产、早产等。

宝宝有十怕
妈妈应知道

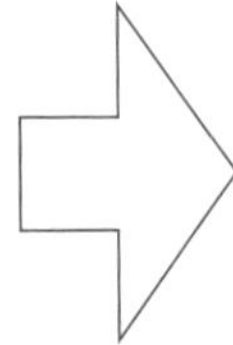

八怕妈妈处于高温环境：包括发热导致的体温上升和高温作业、桑拿、热水盆浴等。热度越高，持续时间越长，致畸性越强。

九怕妈妈跟宠物密切接触：孕妈妈与猫、狗密切接触，极易感染弓形体，影响胎儿。

十怕妈妈不做产前检查：孕妈妈只有按时产检，才能发现自身及胎儿的异常，及时采取有效措施。

1. 孕期检查

十月怀胎也是新生命的奇妙旅行。从怀孕的那一刻起，孕妇的身体就开始调整和变化，以适应发育中的胎儿，胎儿在孕妇子宫里逐渐发育成熟，在这神奇的10个月（40周）中，孕妇是否健康，胎儿是否发育正常，需要随时观察和呵护。

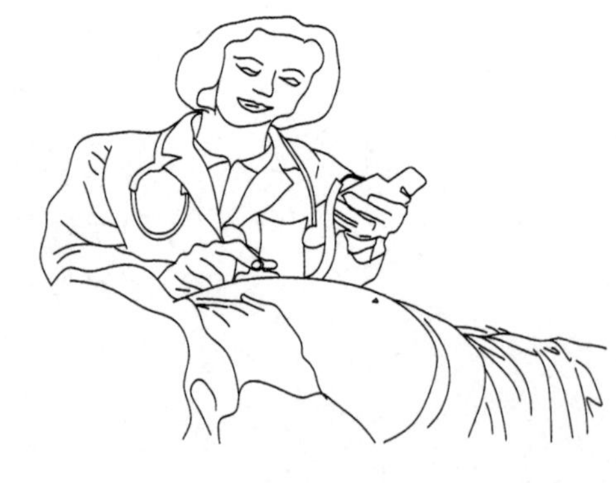

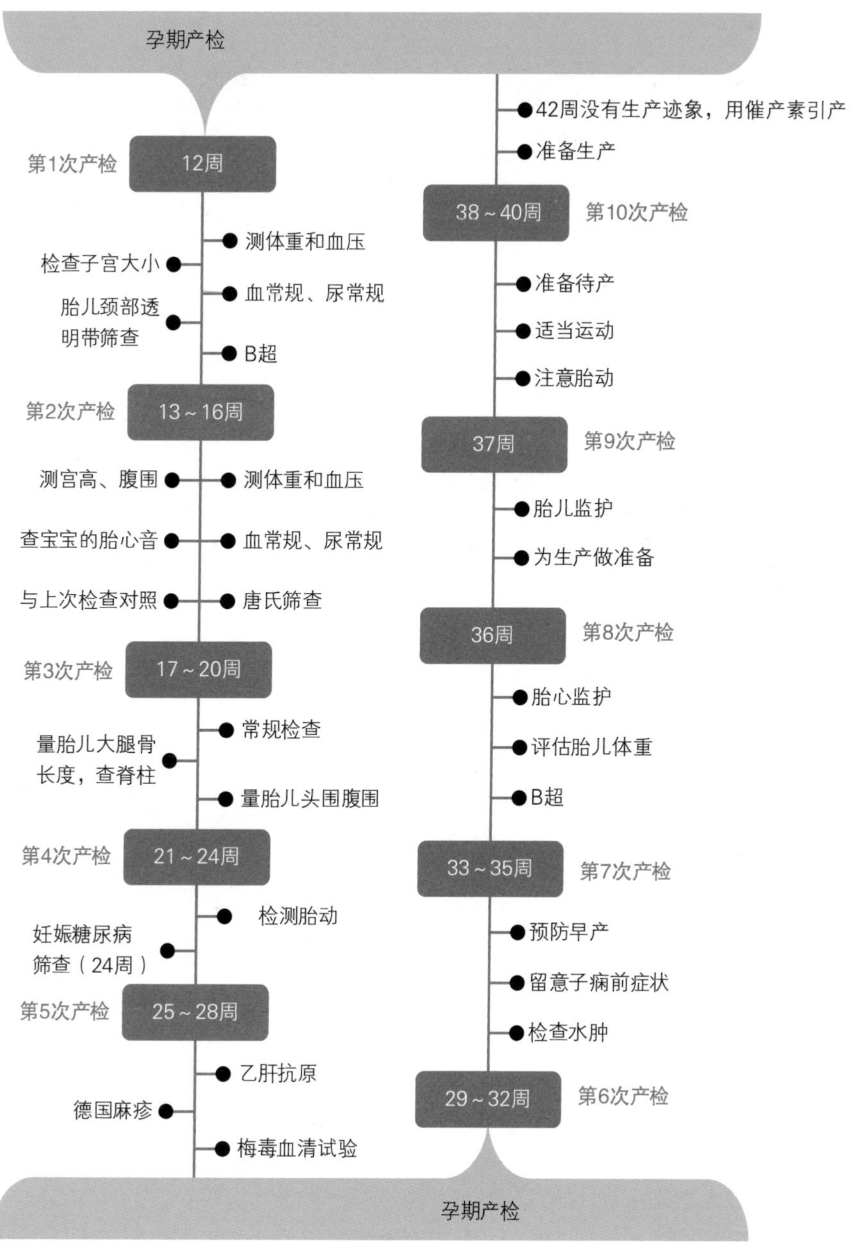
孕期产检
第1次产检
12周
测体重和血压
检查子宫大小
血常规、尿常规
胎儿颈部透明带筛查
B超
第2次产检
13～16周
测宫高、腹围
测体重和血压
查宝宝的胎心音
血常规、尿常规
与上次检查对照
唐氏筛查
第3次产检
17～20周
常规检查
量胎儿大腿骨长度，查脊柱
量胎儿头围腹围
第4次产检
21～24周
检测胎动
妊娠糖尿病筛查（24周）
第5次产检
25～28周
乙肝抗原
德国麻疹
梅毒血清试验
孕期产检
29～32周
第6次产检
检查水肿
留意子痫前症状
预防早产
33～35周
第7次产检
B超
评估胎儿体重
胎心监护
36周
第8次产检
为生产做准备
胎儿监护
37周
第9次产检
注意胎动
适当运动
准备待产
38～40周
第10次产检
准备生产
42周没有生产迹象，用催产素引产

孕妈妈一定要知道的数字

胎儿在妈妈体内生长的时间	10 个月（40 周），即 280 天
孕吐出现的时间	停经 40 天左右
孕吐消失的时间	孕 3 个月（12 周）左右
自觉胎动的时间	孕 4 个月～ 5 个月（16 ～ 20 周）左右
正常胎动次数	每 12 小时 30 ～ 40 次，不能低于 10 次。早、中、晚各测 1 个小时，将测得的胎动次数相加乘以 4
正常胎心音次数	每分钟 120 ～ 160 次
早产发生时间	孕第 28 ～ 37 周内
足月妊娠	孕 37 周～ 42 周
过期妊娠	超过预产期 14 天
规律宫缩	每隔 5 ～ 6 分钟子宫收缩 1 次，每次持续 30 秒以上
产程时间	初产妇 12 ～ 16 小时，经产妇 6 ～ 8 小时

（1）预测胎儿的生日（推算预产期）

生活中也不乏粗心的女性，怀孕了也压根不知道，也不知道胎儿究竟多少周了，别着急，教你几个方法，轻松推算宝宝的生日（预产期）。

1）根据末次月经推算

医学规定从末次月经第一天算起，整个孕期 280 天，10 个妊娠月，每个妊娠月 28 天。如果孕妇的月经周期一直比较规律的话，就可以根据末次月经来推算，从末次月经来潮的第一天算起，月数减 3 或加 9，日数加 7（农历加 14）就是宝宝的预测生日啦。

末次月经（第一天）：2018年1月5日，预测宝宝的生日是2018年10月12日。

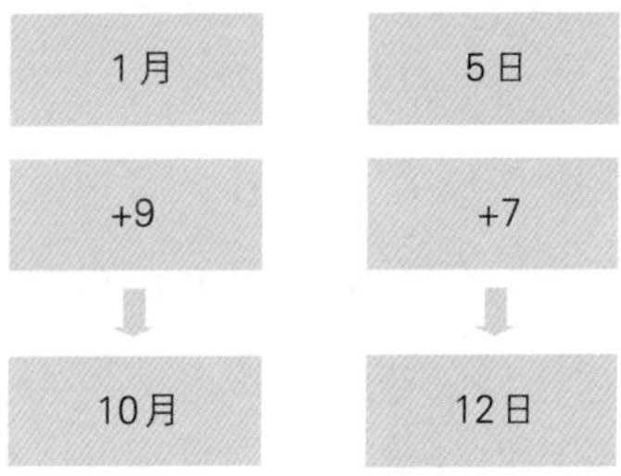

末次月经（第一天）：2018年10月22日，预测宝宝的生日是2019年7月29日。

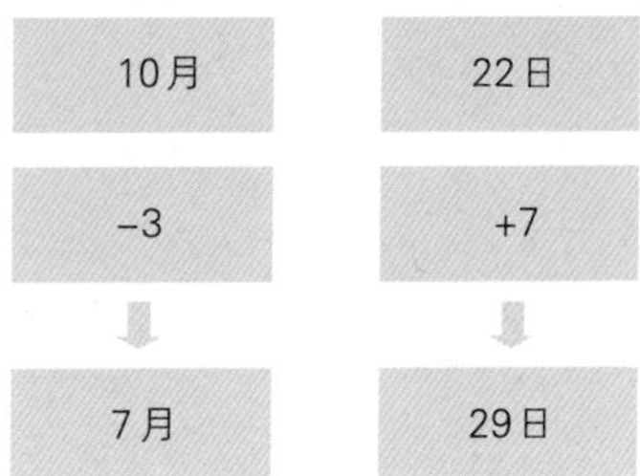

2）根据早孕反应出现的时间推算

早孕反应一般出现在受孕的 6 周末，也就是末次月经的 42 天左右，以此往后推至 280 天即就是宝宝的预测生日啦。

3）根据胎动出现的时间推算

粗心的孕妇如果记不清楚末次月经或月经一直不规律，还可以根据胎动的时间粗略推算。一般胎动开始于孕后的 4 个月，不过第一次怀孕的妈妈在18周后会感到胎儿活动，已有分娩经历的孕妇在16周后就会感到胎动。推算方法是先找出第一次胎动的日期，再依照周数推算。

初产妇：胎动日+22周=预产期

经产妇：胎动日+24周=预产期

4）根据B超检查推算

医生做B超测得胎儿双顶径、头臀长度、股骨长度来估算胎龄，推算胎儿的生日。

（2）孕妈妈什么时候做B超？B超排畸都看啥

在医学诊断上用的B超是低强度的，对胎儿没有危险，尽管目前也从未有过B超检查引起胎儿畸形的报道，但是从检查的必要性及经济角度来说，并不意味着孕期就可以随意地做B超。整个孕期，孕妇至少应做3次B超，但是临床上在孕24周后可能还有2~3次B超。临床上多数妇产科医生都不主张在孕12周内的孕妇做B超，除非有特殊情况。

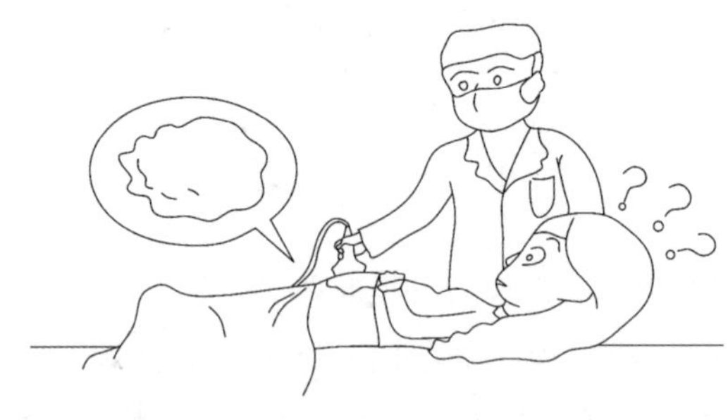

孕7周左右（事关胎儿生死）

出现以下情况的必须做B超。

有先兆流产现象：需要了解胚胎是否存活，是否有必要继续保胎；还需排除葡萄胎的可能。

出现下腹痛：需要排除宫外孕或怀孕合并肿物。

孕11~14周（关注严重畸形）

判断无脑儿、脑积水、开放性神经管畸形。

若胎儿是双胎，要分辨是单卵双胎还是双卵双胎，是不是连体儿。

孕22~24周（大排畸）。

重在排除6种严重、致死型胎儿畸形。

①判断无脑儿、脑膨出、开放性脊柱裂。

②胸腹壁缺损内脏外翻。

③单腔心。

孕24周～分娩前

可能还要做2～3次。

①进一步排除胎儿有无畸形。

②查胎位：确认胎儿的位置。

③查羊水：羊水与胎儿的宫内状况密切相关，羊水过多或过少均影响胎儿的发育，甚至引起畸形。

④查胎盘：如孕37周以前出现三级胎盘，这样的环境会对胎儿产生不利影响，故应定期观察胎盘的功能及位置是否正常。

B超被认为是“形态排畸金标准”，即使如此，由于受制于多种因素的影响，仍有“漏网之畸”。此外，在正常和疾病间存在“灰色地带”，如正常人可能发生脑室扩张，＜7～10毫米即为正常。有些胎儿的脑室扩张＞10毫米，随着生长发育，扩张值慢慢缩小，到24周变成6～7毫米。但30周后，B超又变成15毫米，并发现脑积水，因此B超排畸不是万能的，就目前B超筛查来说，能发现60%～70%的畸形，其中的致死性畸形才是筛查必须明确的部分。

（3）胎儿颈部透明带筛查

胎儿颈部透明带（NT）指超声检查中看到的胎儿颈部背侧软组织和皮肤之间的厚度，NT的厚度间接反映胎儿是否有染色体异常的可能。在孕11～13周通过B超测量NT来筛查，医生可以初步判断胎儿是否发生染色体异常，特别是21号染色体是否异常。

染色体异常可能导致心血管畸形，出现早期严重心脏畸形（如心室间隔缺损、主动脉狭窄等）以及心功能衰竭、头面部血管及淋巴管发育不全。若NT＞2.5毫米，胎儿发生唐氏综合征或其他三体综合征的概率显著升高，就需要做羊水穿刺的检查。

（4）孕妈妈不知道的孕期产检化验单中的秘密

第一次产检后，孕妇们会拿到一大堆的化验报告单，这些化验报告上会有高高低低的改变和箭头（异常改变的提示），以及看起来很陌生、读起来很拗口的专业名词，这会给孕妇带来不少的困扰。下面把一些常见问题给大家解读一下作为参考，孕妇的具体情况和处理还是要咨询自己的产检医生然后做出判断。

血常规检查中的困惑

红细胞数量低是贫血了吗：在血常规中，最常见的异常变化是红细胞的降低，同时出现下降的还有红细胞压积和平均红细胞体积等贫血相关指数。有些医院，除了检查血常规看红细胞水平以外，还会检测血清铁蛋白。血清铁蛋白降低说明铁储存下降，即使还没有达到临床贫血的诊断，也可以考虑补铁了。

然而，孕妇特别是进入孕中晚期的女性，会出现随着血容量增加和血液稀释而带来化验检查指标的改变，有点像贫血。但这些改变只要在正常范围之内，就不用担心。

白细胞数量高是感染了吗：多数孕妇都会出现白细胞的升高，一般为 5 ～ 12×10^9/L，有时可以达 15×10^9/L。临产及产褥期白细胞也会显著升高，一般为（14 ～ 16）$\times 10^9$/L，有时可以高达 25×10^9/L，主要为中性粒细胞增多，淋巴细胞增多不明显，单核细胞及嗜酸性粒细胞几乎没有改变。因此，只要没有感染的病史和相应的症状与体征的改变，根本不用担心，这是正常的变化。

尿常规检查中的困惑

尿白细胞（+）是尿路感染吗：孕妈妈在尿常规报告中经常会出现白细胞、红细胞、尿蛋白的（+）号。遇到这种情况不必担心，多数是送化验时留小便不规范，被污染所致。

建议孕妈妈下次去医院之前清洁外阴，在留小便时，留取中间一段小便。但是注意除了尿液中出现白细胞、红细胞、尿蛋白以外，如果有尿急、尿频、尿痛等临床症状，就要警惕是尿路感染了。

尿糖（+）是患糖尿病了吗：孕妈妈看到尿常规中出现的尿糖（+）号，也不必过分担心，因为怀孕之后肾小球滤过率增加，而肾小管对葡萄糖再吸收能力不能相应增加，即使血糖水平正常，尿液里也会出现尿糖（+）号。究竟是不是妊娠期糖尿病，还是要看孕24～28周的糖尿病筛查结果。

尿蛋白（+）是得肾脏病了吗：孕妈妈尿常规中尿蛋白（+），建议一周后复查，如果连续的清洁中段尿检查还是出现尿蛋白（+），就要引起重视，需要排除肾脏疾病或子痫前期的可能。

生化检查中的困惑

转氨酶稍高是肝功能异常吗：孕妈妈产检生化报告中最常见的异常改变是“谷丙转氨酶升高”，这是由于孕期肝脏的负担加重，肝功能会有轻微改变，如果是轻度升高，没有超过正常上限数值的2倍以上，就不需要担心，对于这种“妊娠期肝损”，一般随访就可以了，不必干预；如果超过正常上限数值的2倍以上，建议到肝胆科进行进一步的检查与处理。

肌酐异常是患肾病了吗：肾功能检查中有很多指标，临床上主要看肌酐。孕妈妈在报告中常看见肌酐水平下降，这更不需要担心，在孕期肾血浆流量比未孕时增加35%，而肾小球滤过率增加50%，代谢产物尿素、肌酐等排泄增多，血浆中肌酐降低了，这是孕后正常的生理改变。

胆固醇与甘油三酯高是有高血脂吗：孕妈妈会发现在生化报告中胆固醇与甘油三酯的水平会明显升高，这是由于孕妈妈能量总需要量增加，身体脂肪储存增多，糖原储备减少，肠道对脂肪的吸收增强，因而血脂较孕前增加50%，这是正常的生理性改变，主要是因为临床目前采用的标准是正常非孕女性的标准，如果是按照孕妇的标准去衡量的话，就不会被标注为异常升高了。

孕妇要吃对食物，因此在孕期不同阶段有不同的顾虑。孕早期，孕妇关心的是胃舒不舒服，而不是吃得对不对，需要担心的可能是营养不足；孕中期的孕妇由此前对食物的挑剔变成对食物的渴求，会不自觉地吃得过多，营养过剩；孕晚期，茁壮成长的胎儿会压迫孕妇的胃，孕妇根本不能大吃大喝，只好少食多餐。因此在整个孕期各个阶段应该了解孕妇和胎儿的营养需求，做出健康的饮食选择，给正在成长的宝宝以及正在发生身体变化的孕妇最好的营养。

2. 孕妈妈不可不知的营养表

孕妇一人饮食，二人健康，都知道孕妇应该吃得有营养，最科学的进补原则就是缺什么补什么，但是怎样才能知道自己是不是缺营养或者缺什么呢？孕妇可以根据自身的一些症状进行判断（表 7）。

表 7　孕妇常需营养素补充表

孕妇的症状	缺乏的营养素	食物来源
湿疹、焦虑、抑郁、缺乏精力、食欲不振、舌炎	叶酸	动物肝脏、蛋类、豆类、酵母、麦芽
抽筋、失眠、神经过敏、关节痛关节炎、高血压	钙	牛奶、海带、鱼类、豆制品、绿叶蔬菜
肤色苍白、疲劳或情绪低落、食欲不振、经血过多或失血	铁	猪肝、猪血、瘦肉、绿叶蔬菜
味觉或嗅觉减退，皮肤干燥，易感染	锌	动物性食物、海产品、坚果
夜视力差，皮肤干燥和粗糙	维生素 A	肝脏、禽类、牛奶、胡萝卜

孕妇的症状	缺乏的营养素	食物来源
脚气病、四肢麻木、肌肉松弛、下肢水肿	维生素 B_1	谷类、肉类、豆类、白菜
湿疹或皮炎、口舌炎症、白内障、阴道炎	维生素 B_2	动物内脏、蛋类、奶豆类、绿叶蔬菜
口腔炎、腕关节肿胀触痛	维生素 B_6	动物内脏、谷物、乳制品
易感冒、牙龈出血、流鼻血、伤口不易愈合	维生素 C	新鲜蔬菜水果
背痛、关节痛、关节炎、骨质疏松、脱发	维生素 D	鱼油、肝脏、蛋黄、奶油
性欲低下、四肢乏力、皮肤弹性差、不易受孕、易衰老	维生素 E	果蔬、坚果、乳类植物油

3. 孕妇逐月养胎法

北齐徐之才曾提出“逐月养胎法”，根据胚胎每月的发育情况，结合中医理论，给出相应孕月养胎措施，这与现代的孕期营养补充的观点不谋而合。怀孕是一个神奇的过程，感受着宝宝一点点从一个小豆芽逐渐成长为一个完整的人，这期间，健康的生长离不开妈妈吃的每一种食物，提供的每一点营养，究竟在怀胎十个月中孕妇怎么吃才能既可以享受美食，又有助于胎儿的健康成长？让我们根据孕妇的生理变化及胎儿每月生长发育的规律给出建议。

孕 1 月

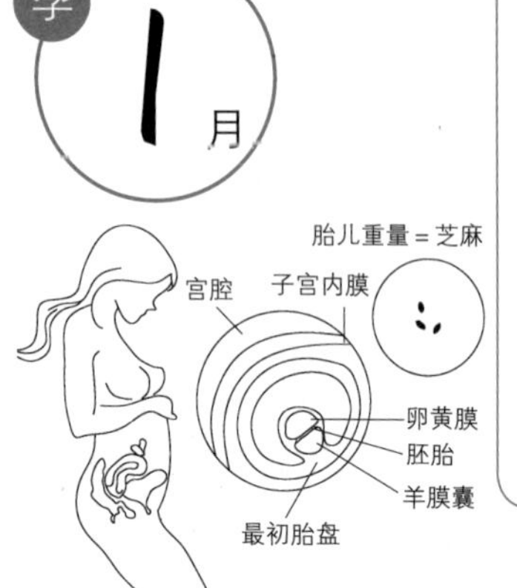

孕妇的变化

你看起来似乎毫无改变，但子宫里却发生了翻天覆地的变化：子宫变厚，血液充盈，一个肉眼都无法看见的单细胞，将在这里开始他的成长之路。

胎儿的模样

着床后的胚胎慢慢长大，这时他的大脑开始发育，受精卵不断分裂，一部分形成大脑，一部分形成神经组织，四肢开始发育。

胎儿想吃的营养，孕妈妈不可不知

补充叶酸——预防畸形和缺陷儿：叶酸是胎儿神经发育的关键营养素，孕早期胎儿的脑细胞增殖迅速，此时补充叶酸，可使胎儿患神经管畸形的概率减少。孕妈妈每天摄入 400 ～ 800 微克的叶酸对预防胎儿神经管畸形非常有效。

补充蛋白质——生命细胞的重要物质：蛋白质是胎儿生长发育的“原材料”，孕早期的孕妈妈应选用乳类、蛋类、鱼类、豆制品等易消化吸收利用的优质蛋白质，以满足每日 70~75 克的需求。

补充矿物质：胎儿期和出生的第一年，是决定宝宝骨骼和牙齿发育好坏的关键时期，因此应确保钙、磷的足够摄入。胎儿对锌、铜元素需求也很多，缺锌、铜都可导致胎儿骨骼、内脏及脑神经发育不良。谷类以及蔬菜水果中富含各种维生素、矿物质和微量元素，应多吃此类食物。

中医师的叮咛

缓解孕期感冒小妙招：多喝水，多喝含维生素 C 的果汁，多休息。葱姜熬汤啜饮对受寒感冒有一定治疗作用。板蓝根适量泡茶啜饮，对感冒咽喉疼痛有一定效果。孕妇将口鼻置于盛有 42℃热水的茶杯口，轻轻吸入热蒸气，可以缓解感冒鼻塞的症状。

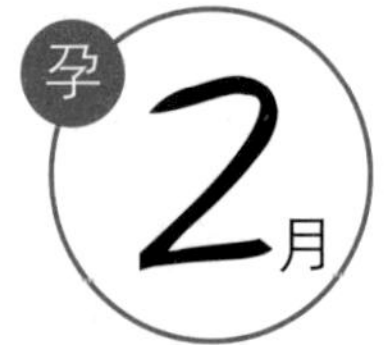

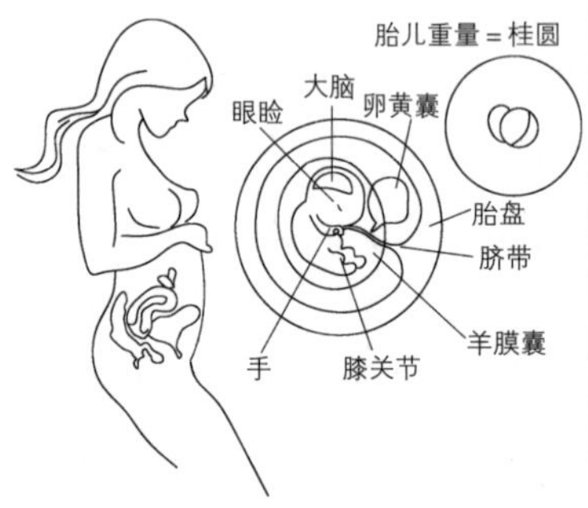

孕妇的变化

子宫迅速扩张，差不多有一个拳头大，同时变得很柔软，阴道壁和子宫颈因为充血而变软，因此孕妇可能会第一次感觉腹部胀痛。

此时，孕妇对气味越来越敏感，胃也变得敏感了，是最可能患上孕吐的时间。

胎儿的模样

胎儿忙碌地发育，五官已经形成，内部器官已有明显特征，血管清晰可见。大大的脑袋，小小的身体，就像一把小钥匙。

胎儿想吃的营养，孕妈妈不可不知

碳水化合物和脂肪——胎儿的“热量站”：碳水化合物和脂肪是为人体提供能量的重要物质，可以防止孕妇发生低血糖。这个月由于孕吐不想吃脂肪类食物，可以不必强求，只要孕前做好充分的营养摄入，就不必担心营养不足。

碘——胎儿发育的动力：如果孕前缺碘可致使胎儿患呆小症，孕期对碘的需求量加大，饮食中仍然不能忽视。孕期碘的摄入量为每日200微克，若孕妈妈每两三天食用一次海鱼，即可满足对碘的需求。

锌——预防胎儿畸形：锌缺乏会造成胎儿神经系统发育障碍。在均衡饮食的同时，需要适当吃一些动物内脏、葵花籽、花生、松子等富含锌的食物。中国营养学会建议，孕期锌的摄入量为每日11～16.5毫克。

中医师的叮咛

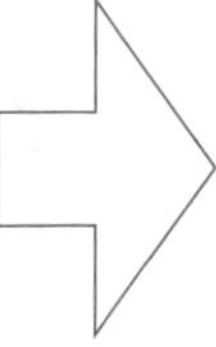

菠菜富含叶酸及B族维生素，但含草酸量多，可干扰孕妈妈对钙、锌、铁等物质的吸收利用，会对孕妇和胎儿的健康有碍。孕妈妈在食用菠菜前一定用开水焯一下，可减少草酸。

孕3月

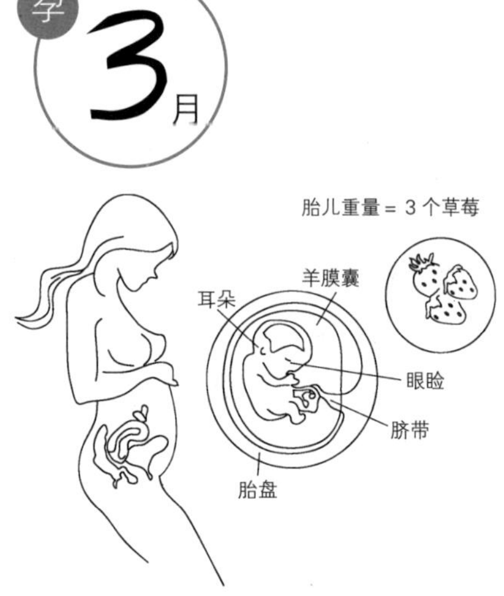

孕妇的变化

孕吐开始减轻，但是大便更硬、更干燥，且肠道内充满气体。

孕妇的乳房会更加膨胀，子宫由盆腔向腹部平和推进。

胎儿的模样

通过超声波可听见胎儿“扑通扑通”的心跳声，这时宝宝长成初具模样的小人儿，器官小兄弟们开始“报到”，肾脏、输尿管已形成，心脏开始向器官供血，小脑袋占身体的一半。

胎儿想吃的营养，孕妈妈不可不知

膳食纤维——胃肠道的“清道夫”：孕妇胃酸减少，胃肠蠕动减慢，会受到便秘的困扰，膳食纤维有促进肠蠕动的作用，是改善便秘的得力助手。孕妇每天摄入500克蔬菜、250克水果就可以满足对膳食纤维的基本需求。

维生素E——既养颜又安胎：适当补充维生素E还可预防新生儿溶血，还有保胎、安胎、预防流产的作用。中国营养学会推荐孕妇每日摄入维生素E14毫克。富含维生素E的食物有果蔬、坚果、瘦肉、乳类、蛋类、压榨植物油、柑橘皮等。果蔬包括猕猴桃、菠菜、卷心菜、莱花、莴苣、甘薯、山药。坚果包括杏仁、榛子和核桃。

镁——决定胎儿的身高体重：研究表明，孕最初3个月，孕妇摄取镁的数量关系到胎儿的身高、体重和头围。另外，镁对钙的吸收有促进作用。孕妇每天镁的摄入量为400毫克。每星期吃两三次花生，每次25克，即可满足。

中医师的叮咛

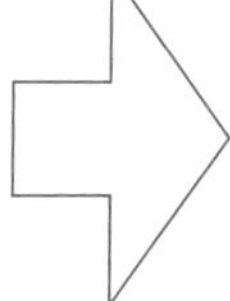

山楂：活血化瘀，有导致流产的风险。

薏米：对子宫平滑肌有兴奋作用，可诱发流产。

芦荟：泻下通便，孕妇服用易导致流产。

马齿苋：消血散肿，利肠滑胎，易造成流产。

甲鱼：通血络，散瘀块，有一定堕胎作用。

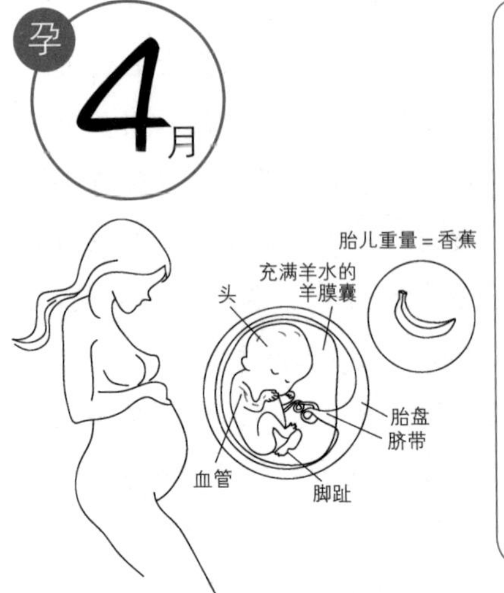

孕妇的变化

孕吐已经结束，心情比较舒畅，食欲大增，尿频和便秘逐渐消失。此时胎盘已经形成，流产的风险大大减小，子宫大小如小孩子的头，“大肚子”也崭露头角。

胎儿的模样

只有妈妈手掌大，但是从外生殖器可以辨别是他还是她。随着面部肌肉逐渐形成，宝宝将不断卖萌：皱眉、眯眼、微笑，小眼睛也跃跃欲“视”，有时还有滋有味地吮手指。

胎儿想吃的营养，孕妈妈不可不知

DHA——不可缺少的“脑黄金”：DHA 是构成大脑皮质层神经膜的重要物质，有促进大脑发育、提高记忆力的作用，还有助于胎儿的大脑锥体细胞和视网膜视杆细胞的生长发育，故有“脑黄金”的美誉。从孕 18 周开始直到产后 3 个月，是胎儿大脑中枢神经元分裂和成熟最快的时期，给予充足的 DHA 将有利于胎儿的大脑发育。世界卫生组织推荐，怀孕妇女和哺乳期女性每日 DHA 的摄入量为 300 毫克。孕妈妈每日吃一条手掌大小的鱼，便可摄取足够的 DHA。

钙——促进胎儿的骨骼发育：钙是胎儿骨骼和牙齿发育的“原动力”，钙缺乏时胎儿易发生骨骼病变、生长发育迟缓以及佝偻病等。但补钙要讲究适度、适量、适时原则，孕中期每天需补充钙 1000 毫克。

中医师的叮咛

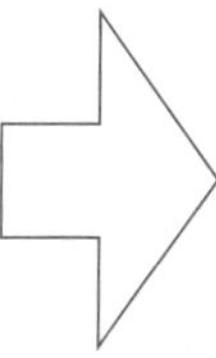

调节免疫功能：有过敏史的孕妇自孕 25 周起补充 DHA 至哺乳期，能显著降低婴儿食物过敏的发生率，及子代从出生至 16 岁期间患过敏性哮喘的风险。

帮助婴儿睡眠：DHA 浓度高的孕妇所生的宝宝出生后睡眠质量更高。

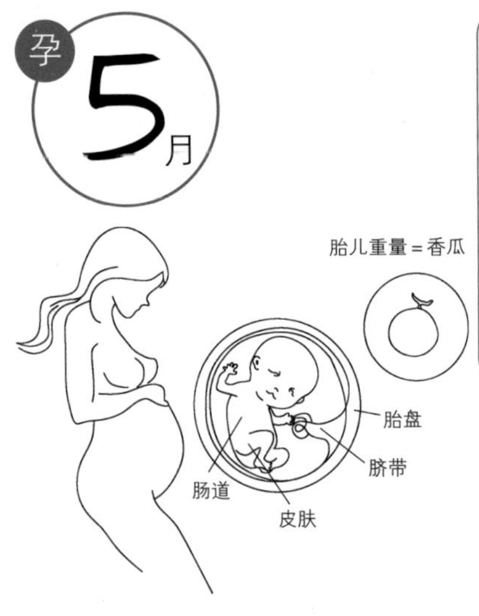

孕妇的变化

孕妇的体型已告诉别人自己有胎儿了，胸围和臀围变大，皮下脂肪增厚，可以感到胎动。

胎儿的模样

宝宝小脑袋中已有约1000亿个脑细胞。听得见孕妈妈身体里的声音：妈妈的心跳、食物消化的声音、肠子咕噜咕噜的声音……小手小脚能施展更多“拳脚”特技。

胎儿想吃的营养，孕妈妈不可不知

铁——补血壮宝宝：孕妇血红蛋白、血清铁及铁蛋白水平与新生儿血中这三种物质的含量呈正相关，新生儿身长与孕妇体内血清铁和血红蛋白含量呈正相关。孕妇缺铁性贫血会导致胎儿缺氧，发育迟缓，出生后智力发育障碍。孕妇对铁的需求达到孕前的 2 倍，孕早期每日至少需 15 ～ 20 毫克，孕晚期需 25 ～ 35 毫克。

维生素 A——视力和皮肤的保护神：维生素 A 具有维持人的正常视力、维护上皮组织健全的作用。孕妇缺乏维生素 A 严重者导致胎儿发育不良或生长缓慢。建议孕早期每日摄入 800 微克，孕中期摄入 900 微克。

中医师的叮咛

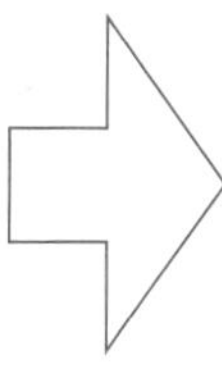

如何补充维生素 A：补充维生素 A 较安全的方法是依靠食物来补充，不能大剂量服用维生素 A 制剂，成人的中毒剂量是一次服用 150 万单位，可表现为嗜睡、头痛、呕吐、视盘水肿等。孕妇可适量食用胡萝卜、玉米、甘薯、黄豆、菠菜以及一定量的维生素 A。

孕6月

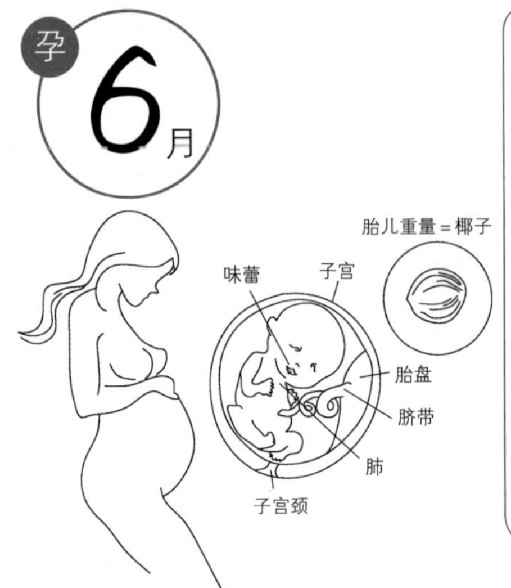

孕妇的变化

孕妇下腹部隆起更为突出，行动也越发不便，容易出现倾倒，易疲劳。乳腺功能发达，挤压乳房时会流出一些黏性很强的黄色乳汁。

胎儿的模样

胎儿不断吞咽羊水，开始了舌尖上的探索；内耳发育完成，可以控制自己的身体保持平衡；可以用一双小手做摸、压、捏、抓等不同的动作，让自己其乐无穷。

胎儿想吃的营养，孕妈妈不可不知

脂肪——生命的动力：脂肪能为人体提供能量，保持体温恒定及缓冲外界压力，保护内脏，促进脂溶性维生素吸收等。孕妇缺乏脂肪可能发生脂溶性维生素缺乏症，影响胎儿心血管和神经系统的发育和成熟。建议每日摄取脂肪大约60克即可。

蛋白质——细胞的组成： 蛋白质是机体细胞的重要组成部分，是人体组织更新和修复的主要原料。孕妇缺乏蛋白质易流产，并可影响胎儿脑细胞的发育。建议孕中期每日摄取 80 ～ 85 克。

碳水化合物——胎儿的能量站： 碳水化合物是能量的主要来源，具有维持心脏正常功能、减少蛋白消耗、维持脑细胞正常功能的作用。孕妇缺乏碳水化合物则会全身乏力、头晕、低血糖，也会引起胎儿血糖过低，影响正常生长发育。每日推荐摄入碳水化合物 500 克左右。

中医师的叮咛

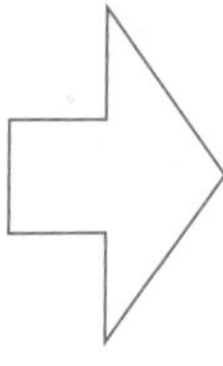

孕妇怎样补充脂肪： 脂肪主要来源于动物油和植物油，植物油中如玉米油、芝麻油、豆油等既能提供热能，又能满足孕妇和胎儿对脂肪酸的需求。但孕妇不宜大量食用高脂肪食物，以免导致孕妇及胎儿肥胖。

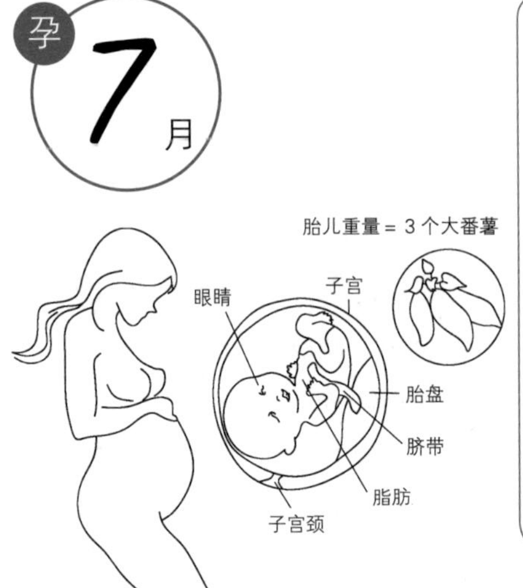

孕妇的变化

上腹部已经明显凸出并胀大，向前凸出的腹部会使孕妈妈腰酸背痛，从此子宫对外界的刺激开始敏感，胎动也日趋频繁，偶尔有收缩现象。

胎儿的模样

胎儿结束了“闭目养神”，第一次打开“视窗”；在羊水里拼命练习呼吸，为呼吸到第一口新鲜空气做准备；胎儿也有了自己的性格，开始自己安排作息时间，形成自己的睡眠周期。

胎儿想吃的营养，孕妈妈不可不知

卵磷脂——记忆力的好帮手：充足的卵磷脂可提高信息传递的速度与准确性，是胎儿非常重要的益智营养素，对发育阶段的胎儿大脑来说具有特殊的价值，富含卵磷脂的食物有蛋黄、黄豆、芝麻、蘑菇、山药、木耳等。

维生素 B_1——神经系统发育的助手：人体内物质与能量的代谢具有调节神经系统生理活动的作用，可以维持食欲和胃肠道的正常蠕动以及促进消化。孕妇缺乏维生素 B_1 会出现食欲不佳、呕吐、面色苍白、心率加快等症状，并可导致胎儿低体重，易患神经炎，严重者还会患先天性脚气病。每日推荐摄入量为 1.5 ～ 1.6 毫克。

维生素 B_2——促进胎儿发育：维生素 B_2 参与体内生物氧化与能量代谢，能提高机体对蛋白质的利用率，促进生长发育，维护皮肤和细胞膜的完整性，具有保护皮肤毛囊黏膜及皮脂腺、消除口舌炎症等作用。孕妈妈缺乏维生素 B_2 可影响胎儿神经系统发育，可能造成胎儿神经系统畸形及骨骼畸形；孕中期缺乏维生素 B_2 容易发生口角炎、舌炎、唇炎，并可能导致早产。但只要孕妇不偏食，不挑食，一般不会缺乏维生素 B_2。建议每日摄取量为 1.8 毫克。

中医师的叮咛

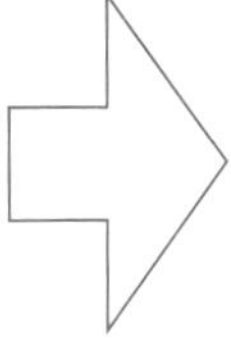

护理乳房从现在开始：孕妇轻柔护理乳房能够促进乳腺发育，为生宝宝后哺乳做准备。用温水擦洗乳头上积聚的分泌物结痂，然后擦适量婴儿油，并轻轻按摩并牵拉乳头，每日一次。

孕8月

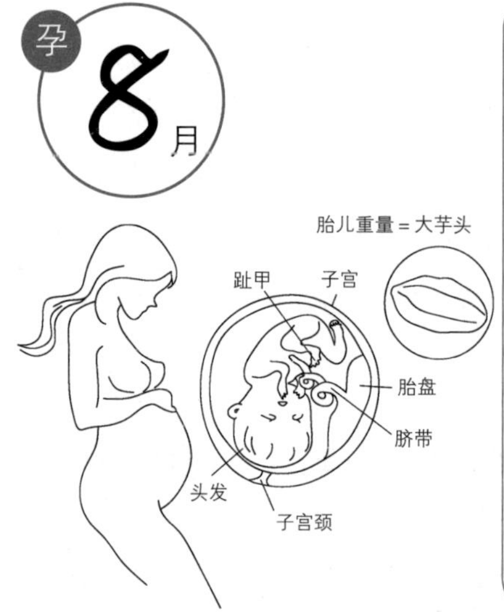

孕妈妈的变化

子宫向前挺得更为明显，不论站立还是走路都要昂头挺胸，孕妈妈的胃和膈肌受到子宫的顶压导致饭量减少，有时也会呼吸困难，还伴有妊娠纹增多、下肢水肿、静脉曲张。

胎儿的模样

小脑袋飞速发育，体重迅速增加，在自己的世界里开启“五感”探索模式：小耳朵可以辨认出妈妈的声音，小眼睛追随光线移动，小鼻子可以分辨味道的不同，小舌头可以知道妈妈吃过的滋味……

胎儿想吃的营养，孕妈妈不可不知

α－亚麻酸：从进入孕期第8个月开始，孕妈妈体内会产生两种与DHA生成有关的酶，在这两种酶的帮助下，胎儿的肝脏可以利用孕妈妈血中的α－亚麻酸来生成DHA，帮助胎儿完善大脑和视网膜的发育。α－亚麻酸的缺乏有可能造成胎儿发育不良，形体偏小，甚至智力低下、视力不好、反应迟钝等。

碳水化合物： 胎儿第8个月开始在肝脏和皮下储存糖原及脂肪，体重迅速增加，孕妇应及时补充足够的碳水化合物，以免造成蛋白质缺乏或酮症酸中毒。

铁： 孕期最后3个月，胎儿不但造血需要铁，脾脏也需要储存一部分铁，如果孕妇铁的储备不足，胎儿和孕妇都会发生贫血。

中医师的叮咛

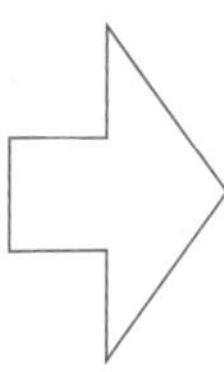

补充亚麻酸的最佳方案： 孕妇从第8个月开始，是补充α-亚麻酸的最佳时间，富含α-亚麻酸的是亚麻籽油，另外花生油、芝麻油及核桃、松子、杏仁等也可以提供较丰富的α-亚麻酸。

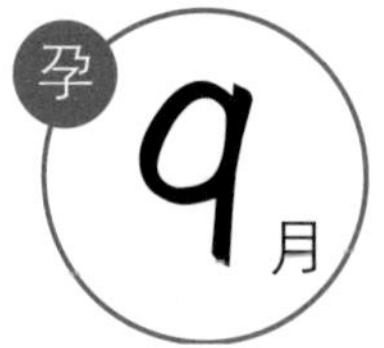

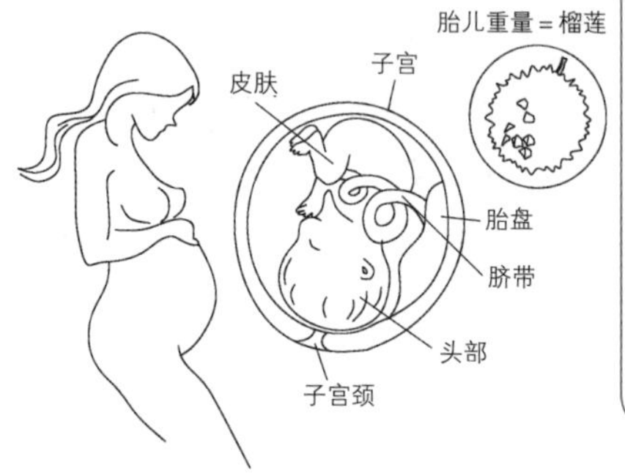

孕妇的变化

此时是孕妇整个孕期中最烦恼的时候：子宫向上挤得心脏和胃不能自由自在的活动，向下压在膀胱上，孕妇心跳加快，喘不上气，食欲不振，尿频。

胎儿的模样

胎儿是男生还是女生可以一清二楚，他们正抓紧在子宫里的每分每秒为出生做最后的准备。

胎儿想吃的营养，孕妈妈不可不知

锌：第 9 个月时，胎儿和孕妇已经开始为最后的冲刺做准备了。锌可以在分娩时促进子宫收缩，强大的子宫收缩力将胎儿推出子宫。孕妇在本月开始可以适当摄入富含锌的食物如海产品、淡水鱼类、肉类，为分娩储备足够的“锌”动力。

膳食纤维：孕晚期孕妇不仅肚皮不堪重负，连大肠也直呼快被压扁了，这时候孕妈妈更容易出现便秘。因此加餐时可以吃一些麦麸饼干、地瓜、水果羹等以补充膳食纤维刺激消化液的分泌，促进肠蠕动，缩短食物在肠道的通过时间，防止便秘及糖尿病。

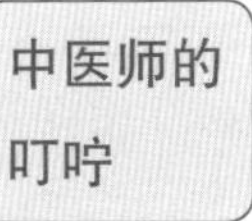

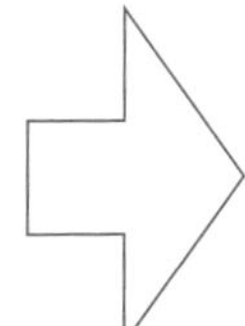

常见食物中膳食纤维的分量（每 100 克）

南瓜子	18.4 克
榛子	9.7 克
梨	3.1 克
爆米花	14.5 克
花生	9.4 克
土豆	2.9 克
葵花籽仁	11.1 克
黑豆	8.7 克
香蕉	2.6 克
黄豆	10.4 克
红枣	8.0 克
苹果	2.4 克
蔓越莓	10 克
绿豆	7.6 克
橙子	2.2 克

孕10月

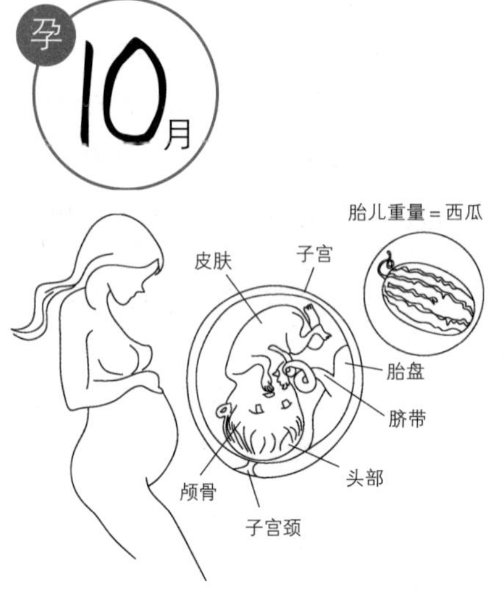

孕妈妈的变化

胎儿位置有所下降，对胃和心脏的压迫大为减轻，但膀胱和直肠的压迫感增加，以致尿频、便秘更加严重。子宫收缩频繁，并开始出现生产征兆。

胎儿的模样

胎儿终于长成“成熟人”了，体形丰满，皮肤粉红，头发浓密。

胎儿想吃的营养，孕妈妈不可不知

锌：孕妇体内储存的锌，大部分在胎儿成熟期间被利用，孕晚期，胎儿对锌的需求量更高，另外孕妇分娩时子宫收缩力的加强也需要锌的参与，因此孕妇应每日摄入锌9.5毫克，帮助胎儿健康发育，也利于自己顺利分娩。

铁：胎儿发育需要储存一定量的铁，孕妇分娩也会出血，因此孕晚期补铁不能忽视，推荐摄入量为每日20～30毫克。

维生素 B_{12}：胎儿从这一阶段到出生后发育出对神经起保护作用的髓鞘。髓鞘的发育依赖于维生素 B_{12}，孕妇可以从精瘦肉、低脂奶制品中获得。

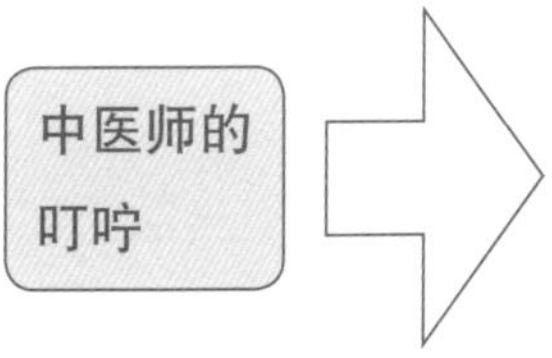

补铁的同时，孕妇还要注意补充足量的蛋白质促进铁吸收。

钙铁同补效果差。由于钙会妨碍铁的吸收，补铁的同时不能服用含钙高的食品（比如牛奶）或者药品。

三、有调教，胎儿快乐健康每一天

胎教一词源于西周时期，那时胎教的基本含义是孕妇必须遵守的道德、行为规范。古人认为，胎儿在母体中容易被孕妇情绪、言行同化，所以孕妇必须谨守礼仪，给胎儿以良好的影响。《列女传》记载，周文王之母太任在妊娠期间，“目不视恶色，耳不听淫声，口不出傲言，能以胎教”。

现代医学研究认为，胎儿从第 5 周开始即有较复杂的生理反射功能，10 周时已形成感觉、触觉功能。胎儿在 17 周左右，开始对声音有反应，30 周时有听觉、味觉、嗅觉和视觉功能，能听到妈妈的心跳和外界的声音。美国著名的医学专家托马斯的研究结果表明，胎儿在6个月时，大脑细胞的数目已接近成人，各种感觉器官起趋于完善，对母体内外的刺激能做出一定的反应。这就给胎教的实施提供了有力的科学依据。

胎儿时期是人类一生中脑部发育最迅速的时期，随着孕期周数的增加，准妈妈与准爸爸可以依据胎儿不同阶段的发育，提供最有效而且安全的胎教刺激与胎儿互动，为培育最棒的宝宝而努力。

1. 孕期不同阶段的胎教

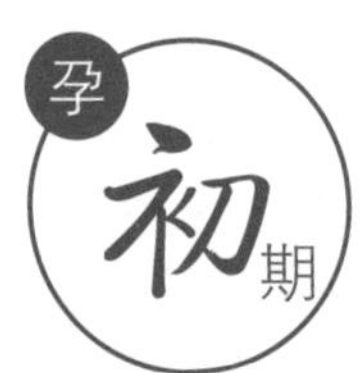

从“近似无”到“真的有”
一个“头重脚轻”的胎宝宝

情绪胎教

孕初期会因生理不适影响心理，应尽量保持心情开朗。

营养胎教

多食富含叶酸的食物，若孕吐严重，可调整饮食习惯与多饮水。

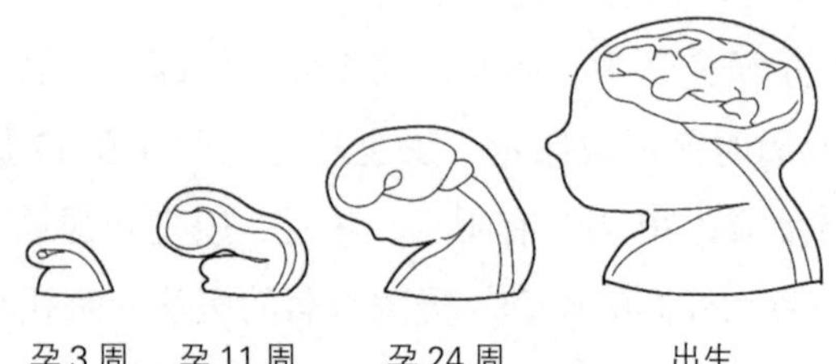

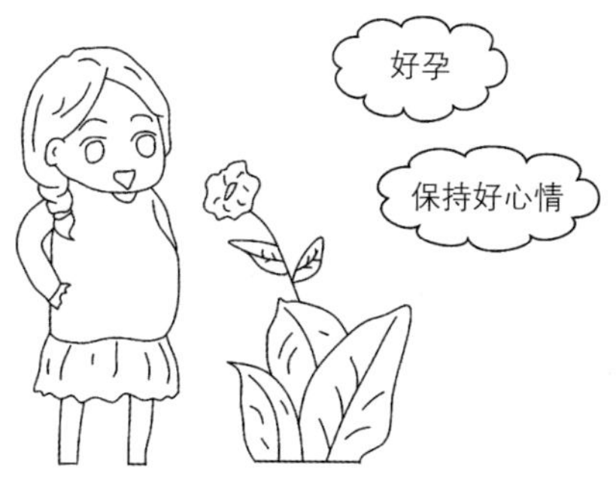

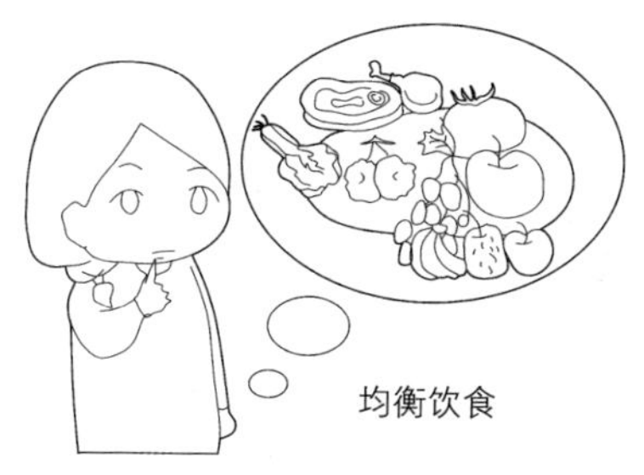

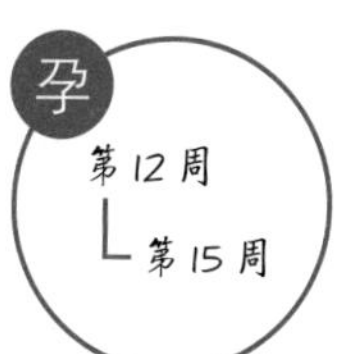

第1次怦然心跳只有胎宝宝自己知道

小器官争相长大

小脑袋一天一个样

情绪胎教

减少孕妇负担，如丈夫可分担妻子的家务等。

减少惊吓等不安情绪。

准爸爸在胎教过程中不能缺席：多给予准妈妈以体谅、赞美、鼓励，让准妈妈心情愉悦。

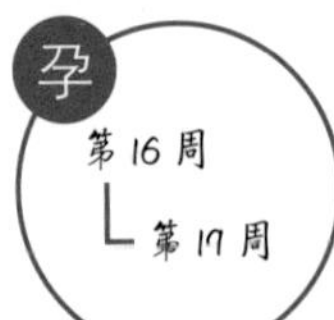

有滋有味地吮小手
懒洋洋地打哈欠
眯眼、皱眉不断卖萌
小耳朵偷听妈妈肚子里的声音

情绪胎教

对准妈妈的情绪进行调节，使之忘掉烦恼和忧虑，创造轻松的氛围及和谐的心境，通过妈妈的神经递质作用，促使胎宝宝的大脑得以良好发育。

音乐胎教

通过优美动听的音响效果，沟通准妈妈和胎宝宝之间的感情，既起到改善情绪状态的医疗作用，又起到陶冶情操、美化心灵的美育作用。

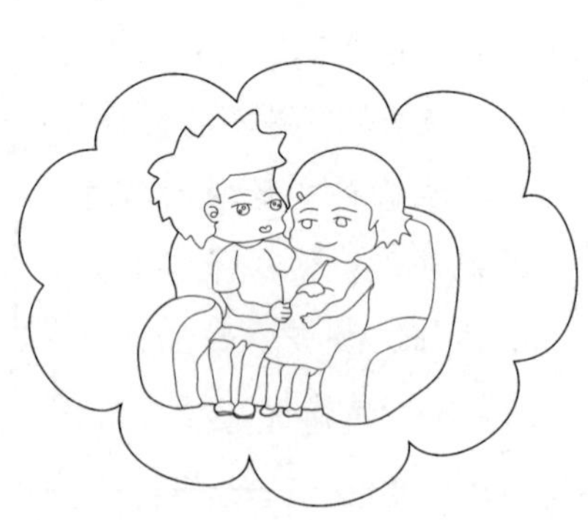

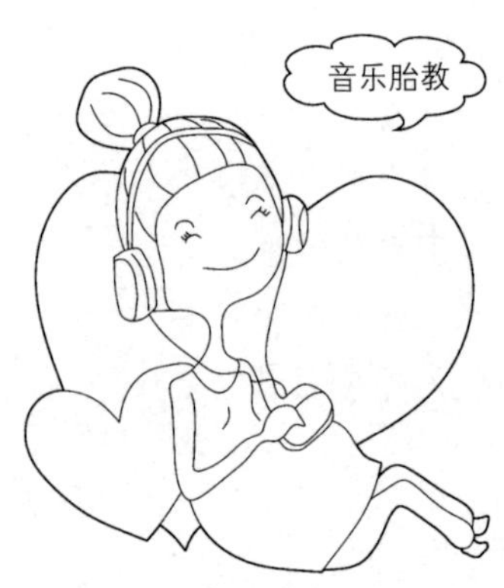

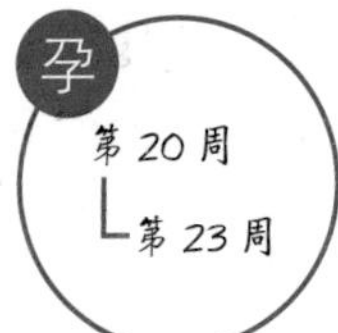

听得见妈妈身体里的一切声音
“拳打脚踢”玩特技

运动

运动能使准妈妈吸入更多的氧气，加速体内废物的排出，缓解孕期不良反应，应选择散步、孕妇体操、瑜伽等柔和的运动。

触摸

在傍晚胎动频繁时，准妈妈平卧在床上，双手放在肚子上，轻轻抚摸胎宝宝。通过温柔爱抚，胎宝宝可以感受到父母的爱。

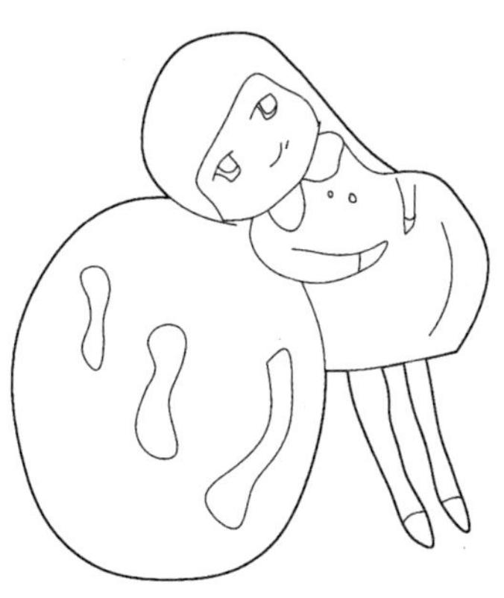

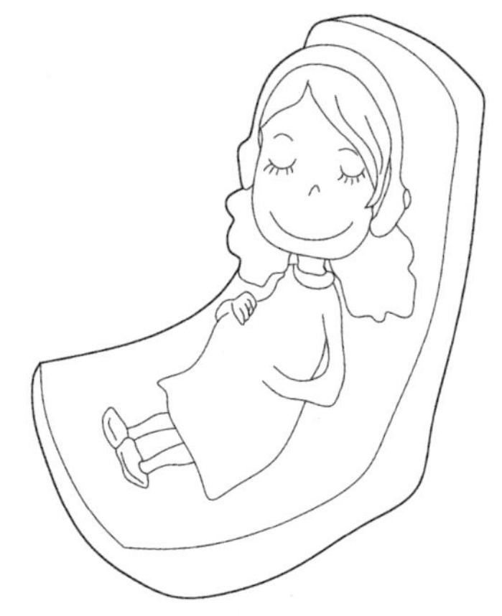

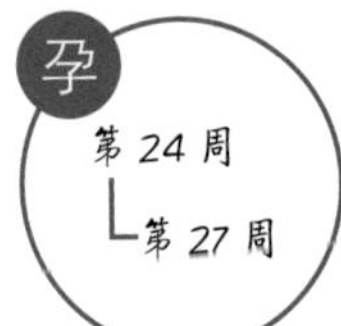

打开“视窗”探索世界
品尝舌尖上的味道
偷听父母的窃窃私语

对话

可以是喃喃自语，也可以对胎宝宝诉说，要求父母共同参与，男性低音容易传到子宫内，建议准爸爸在肚皮旁轻声对胎宝宝说话。

阅读

定时给胎宝宝念故事，可以让胎宝宝有一种安全与温暖的感觉，若一直反复念同一则故事，会令胎宝宝神经系统变得对语言更加敏锐。

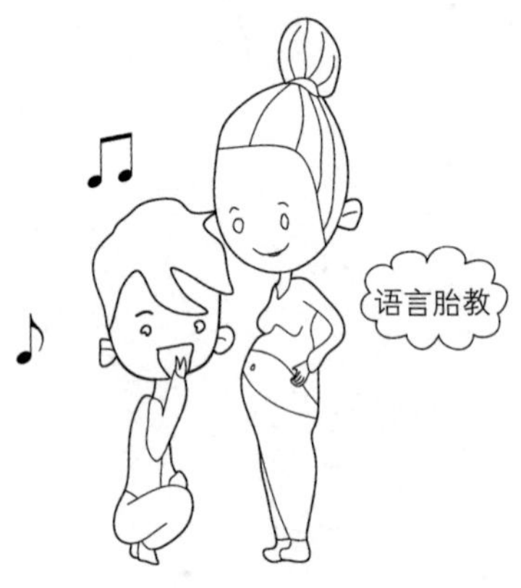

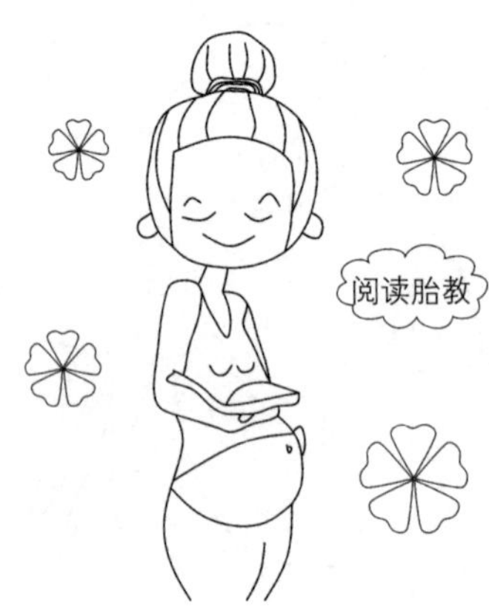

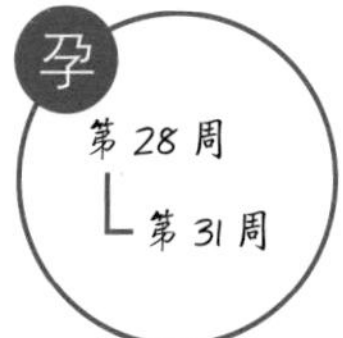

在羊水里练习呼吸
安排时间打呼噜
已有自己的小任性

游戏

有节奏地轻拍肚子，感觉一下胎宝宝的反应，通常只要反复几次之后，胎宝宝就有所反应。

唱歌

唱歌时声带的震动会传遍全身，且穿过子宫，透过羊水，声波的震动像是给胎宝宝轻柔的按摩，更可以让胎宝宝在肚子里就先熟悉母亲的声音，增强双方的感情交流。

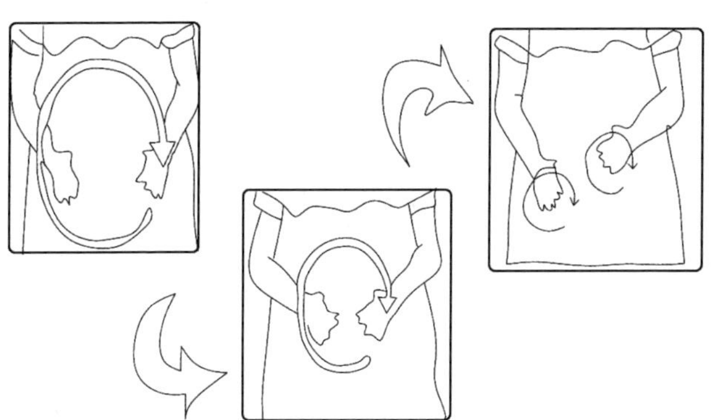

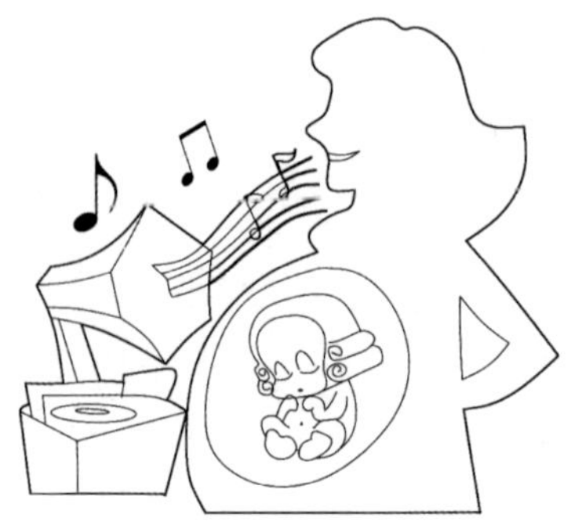

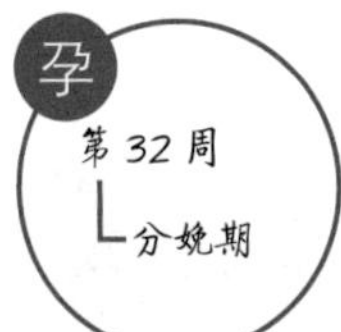

小眼睛开启追光模式
小鼻子嗅出妈妈的气味
小耳朵分辨出妈妈的声音
小手感知自己的身体

图像卡片

准妈妈利用彩色卡片学习语言、文字、算术和图形，通过深刻的视觉印象传递给胎宝宝。

自然

妈妈与胎宝宝一起观看美丽的自然风光，倾听鸟鸣声、流水声等大自然的旋律，对胎儿的感官发育有很好的促进作用。另外接受自然光线的刺激也有利于胎宝宝视力的发育。

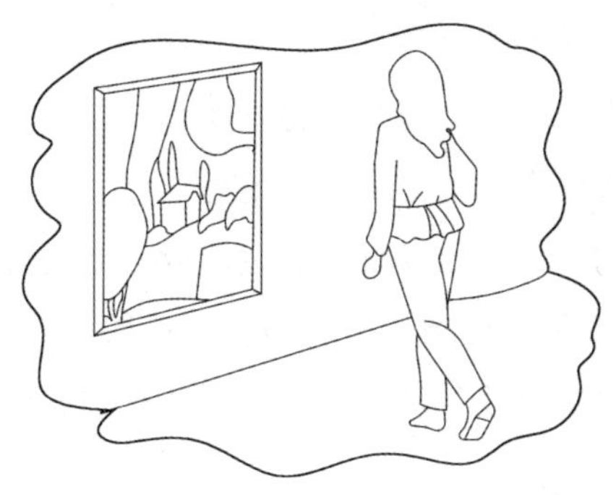

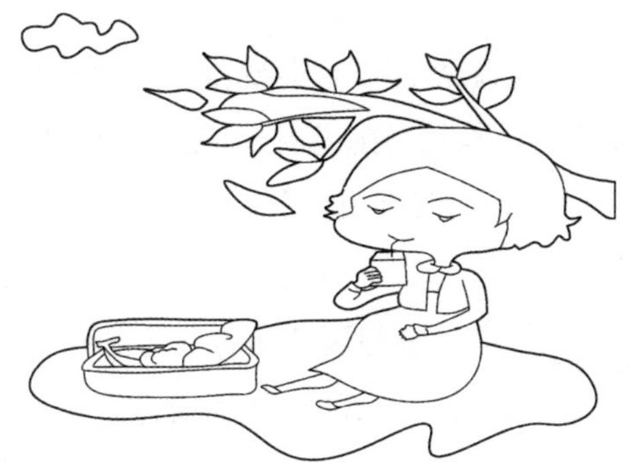

2. 胎教不容错过的关键时期

（1）怀孕前 8 周（脑细胞形成期）

一般认为，神经胚形成约是在卵子受精后的第 19 天，这时候通常也是妈妈发现受孕成功的阶段，在确定自己即将成为父母时，胎儿的脑部组织也就开始形成了，这时“先天遗传”已经确定，而后续发展就要看父母亲如何给予“后天环境”的培养了。从第 19 天起，胚胎的神经系统便快速地发展，直到第 26 天左右从底端开始产生闭合，向下延伸成为脊髓，也就是说，胎儿的脑部发育从卵子受精 4 周后就已经开始形成，而从怀孕第 8 周开始，胎儿已经有了基本雏形，虽然距离完全成形还有点远，不过，这时要正式称作胎儿，而非“胚胎”了。

由此可见前 3 个月是脑部细胞发展的重要阶段，这个阶段的胎儿虽然吸收的营养有限，不过仍需注重均衡，进行营养胎教，多食含叶酸丰富的食物，调整饮食习惯，准妈妈保持心情舒畅以确保胎儿大脑正常发育。

（2）怀孕 20 周左右(脑细胞增殖期)

大约在怀孕 20 周左右，胎儿的听觉、视觉等神经系统便陆续发展，20 周后，脑细胞的发育会变得愈来愈复杂，而这个时期也是胎动出现之始。胎儿会随着神经系统的发育与外界的刺激，在子宫内就开始进行学习的功课，也就是说，这时候正是妈妈与胎儿互动最有效的阶段，最适合给予胎儿良好的刺激，让他形成良好的神经回路，协助脑细胞逐渐朝向良性发展。

出现胎动时，可以用不同的胎教互动方式给予刺激，如白天可以听听悦耳的音乐，轻轻抚触，晚上跟准爸爸一起进行子宫内对话。如果想让肚子里的宝宝出生后也能熟悉爸爸的声音频率，爸爸可以多跟胎儿说话，告诉他“爸爸正要做什么”等。不过，记得要让胎儿也有休息的时间，不要无时无刻都在逗他，否则也会造成胎儿的压力，因此，胎教的方式应该以间歇性刺激较好。

（3）怀孕 30 周左右到出生后(脑成长活泼期)

胎儿的脑部基础发展在怀孕 4 个月左右就已全部成形，不过影响脑神经发展的神经元却不会停止作用，而会持续进行发育直到出生后 3 岁左右，甚至到青春期都可能持续发展。这些神经突触的刺激与发展，正是奠定胎儿日后许多能力(视觉、听觉、触觉、味觉、嗅觉、前庭觉、运动觉等)的重要关键。有专家研究发现，准妈妈在怀孕期间的活动力会影响胎儿日后的感觉统合现象，尤其是活动力太少，更缺乏前庭刺激，容易导致日后出现过动的现象。

适当的运动，如散步、走路等，可以适度刺激胎儿的前庭觉，如果前庭刺激不足，日后宝宝出生后，动作协调度会有所影响。至于有些体质不好，必须安胎的孕妈咪，则可以坐在安全度高的摇椅上来回晃动，同样也能达到刺激的效果。

3. 不要踏入胎教的误区

（1）拍打胎教

有人建议宝宝踢肚子时准妈妈轻轻拍打被踢部位，再踢再打，早晚各一次，每次 3 ～ 5 分钟。

真相

胎宝宝在腹内踢打并不是闲来无事和你做游戏，可能是伸个懒腰，或换个睡姿，你对他的拍打会引起他的烦躁不安。

正确方法

当感到胎宝宝活动的时候，孕妈妈可以轻轻地抚摸肚皮，和胎宝宝说话。

（2）胎教音乐声越大越好

真相

胎宝宝发育到4个月时就有了听力，6个月时听力接近成人，但还是很稚嫩，如果直接把耳机放在肚子上，胎宝宝受到高频声音的刺激，很容易遭到不可逆的听力损伤。

正确方法

听一些优美舒缓的音乐，传声器离肚皮2厘米左右，音频2000赫兹以下，噪声不要超过85分贝。

（3）任何世界名曲均适合胎教

真相

世界名曲也分类型，悲壮、激烈、亢奋的音乐会影响胎儿的正常发育，严重的会造成胎宝宝畸形或心理闭锁。

正确方法

准妈妈应每天花半小时听一些舒缓、轻快、明朗的乐曲，在孕早期选听优雅的轻音乐，孕中期选听欢快、明朗的音乐。

（4）光照胎教刺激胎宝宝视力发育

真相	正确方法
这种方法未经验证，但强光刺激会影响胎宝宝视力。	准妈妈可以走进大自然，接受自然光线明暗的刺激，这样更有利于宝宝的视力发育。

（5）胎教可以随时随地进行

真相	正确方法
胎宝宝绝大部分时间在睡眠中度过，胎教实施应遵循胎宝宝生理和心理发育规律，否则，你的宝宝出生后可能会变成黑白颠倒、生活作息混乱的“可怕”宝宝。	胎教应适时适量，有规律，有情感交融。

四、有医师叮咛，孕妈妈用药更安全

如果不是有备而来，孕妇至少要到孕后4～5周才发觉自己怀孕了，而早孕的某些表现跟普通感冒的症状相似，尤其是粗心的孕妇误以为自己生病了而服药的话，有可能会给胎儿带来伤害。

孕期不同时间点用药对胎儿的影响

不敏感期：受精后2周内（末次月经的第14～28天）。如果受精卵受到药物影响，会是全或无的结果，要么没有影响，要么被自然淘汰，引发流产。

高敏期：受精后3～8周内（停经5～10周内）。这个时期胎儿大脑、心脏、五官、四肢等重要器官、组织开始形成，受到药物的影响更大。

低敏期：受精后9周～足月（停经11～38周）。药物致畸作用下降。此期为胎儿生长、器官发育、功能完善阶段，仅对神经系统、生殖器官及牙齿有一定影响。

有人说西药的副作用大，中药副作用小，但“是药三分毒”，孕妇的用药要慎之又慎。用药时稍有不慎，轻则动胎，重则流产，也有可能导致胎儿发育不良最终造成畸形，古代医家早就对此十分重视，而且编写了“妊娠用药歌诀”，列举了数十种孕妇忌用的中药，分为禁用和慎用两类。

孕期禁用的中药

水银、砒霜、雄黄、轻粉、斑蝥、马钱子、蟾酥、川乌、草乌、藜芦、胆矾、瓜蒂、巴豆、甘遂、大戟、芫花、牵牛子、商陆、麝香、干膝、水蛭、三棱、莪术等。

孕期慎用的中药

牛膝、川芎、红花、桃仁、姜黄、牡丹皮、枳实、大黄、番泻叶、芦荟、芒硝、附子、肉桂等。

孕期慎用的中成药

其实临床上往往能注意到单味中药的禁忌，却容易忽略方剂组成而造成不必要的危害。下面就为孕妇朋友介绍慎用的十种中成药。

孕妇慎用中成药大盘点

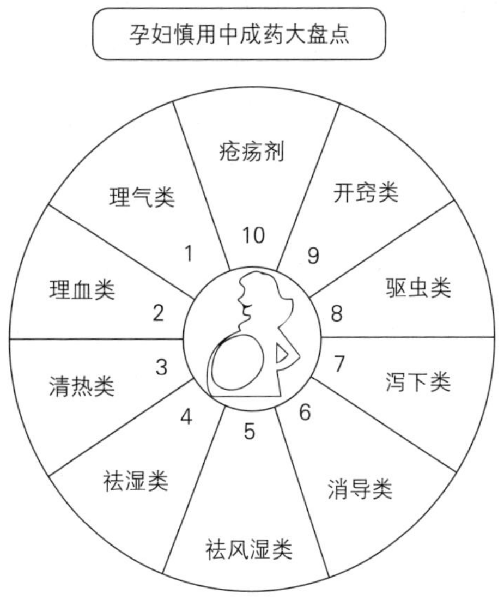

理气类：即具有疏畅气机、降气行气之功效的中成药。如木香顺气丸、气滞胃痛冲剂、十香止痛丸等，因其多下气破气，行气解郁力强而成为孕妇的禁忌药。

理血类：即有活血祛瘀、理血通络、止血功能的中成药。如七厘散、小金丹、虎杖片、脑血栓片、云南白药、三七片等，因其祛瘀活血力过强，易致流产。

清热类：具有清热解毒、排毒养颜、降火等功效的中成药。如六神丸在孕早期服用可引发胎儿畸形，孕后期服用易致儿童智力低下等后果。而含有牛黄等成分的中成药，因其攻下、泻火之力较强，易致孕妇流产，如牛黄解毒片、片仔癀、败毒膏、消炎解毒丸等。

祛湿类：即凡治疗水肿、泄泻、痰饮、黄疸、淋浊、湿滞等的中成药。如利胆排石片、胆石通、结石通等，因其具有化湿利水、通淋泄浊功效，故孕妇不宜服用。

祛风湿类：以祛风、散寒、除湿止痛为主要功效的中成药。如虎骨木瓜丸，因其有活血之牛膝及辛热之川乌，都有损胎儿。而抗栓再造丸则因大黄攻下，水蛭破血，故孕妇亦应禁用。

消导类：即有消食导滞、消痞化积作用一类的中成药。如槟榔四消丸、九制大黄丸、清胃中和丸、大山楂丸等，都具活血行气、攻下之效，故易致流产。

泻下类：有通泻大便、排除肠胃积滞或攻逐水饮、润肠等作用的中成药。如十枣丸、舟车丸、麻仁丸、润肠丸等，攻下之力甚强，有损胎气。

驱虫类：具有驱虫、消积、止痛功能，能够驱除肠道寄生虫的中成药，为攻伐有毒之品，易致流产、畸形等，如囊虫丸、驱虫片、化虫丸等。

开窍类：可以疏通经络，具有提神醒脑、开窍醒脑功能的中成药。如安宫牛黄丸、行车散等因为内含麝香，辛香走窜，易损胎儿之气，孕妇用之恐致堕胎。

疮疡剂：以解毒消肿、托里排脓、生肌敛疮为主要功能的中成药。如祛腐生肌散、疮疡膏、败毒膏等含红花、当归等活血通经之品，而百灵膏、消核膏、百降丹因含剧毒药较多，恐致孕妇流产。

五、有中医师调养，孕妇健康快乐每一天

1. 恶阻

约有半数以上的孕妇在停经40天前后出现头晕、乏力、嗜睡、流涎、恶心、呕吐、喜食酸性食物、厌油腻等早孕反应。有的孕妇饮食嗜好发生改变，如平时喜欢吃的东西不想吃了，而讨厌的食物反倒很想吃。最为常见的是孕妇特别喜欢吃酸、甜和清淡的食物，厌恶油腻荤腥等食物。这些反应在第9~11周最重，一般在停经12周左右自行缓解消失。孕妇中有小部分人表现为反复呕吐，吃什么吐什么，严重者吐出胆汁或咖啡色样物，这时就一定要去看医生，以免危及母儿的生命。

50%
会出现恶心呕吐
25%
无症状
25%
仅有恶心而无呕吐

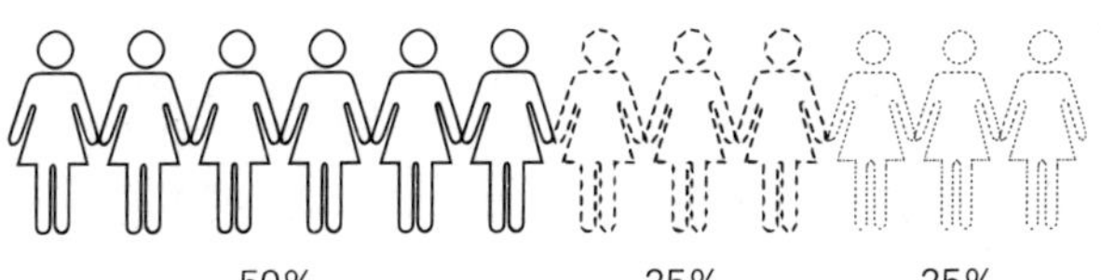

多始于孕4周，孕9周时最为严重
60%的孕妇孕12周后症状自行缓解
91%的孕妇孕20周后缓解
约10%的孕妇在整个妊娠期持续恶心呕吐

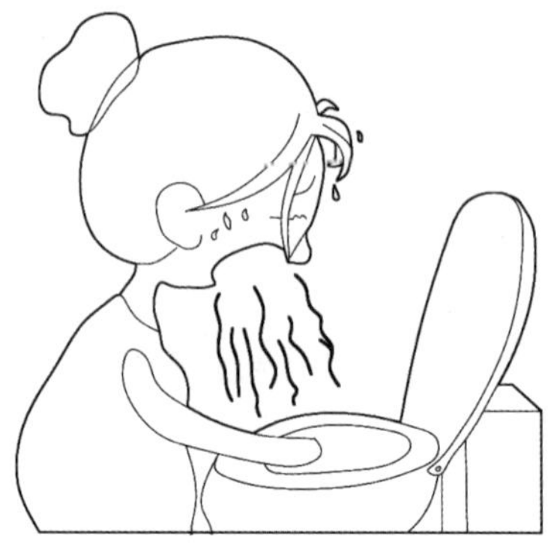

恶阻的原因

与孕妈妈的精神类型有关：神经系统功能不稳定、精神紧张型的孕妈妈孕吐严重。

与孕妈妈脾胃虚弱有关：孕妈妈脾胃素弱，孕后冲脉之气较盛，冲气上逆犯胃。

与孕妈妈肝胃不和有关：孕妈妈素性抑郁，或恚怒伤肝，肝郁化热，孕后肝血不足，则肝火愈旺，上逆犯胃，胃失和降。

与胎儿自我保护有关：腹中弱小的胎儿不能容忍孕妈妈日常进食中的微量毒素，因此胎儿就分泌一些激素，增强孕妈妈的嗅觉和呕吐中枢的敏感性，以便最大限度地将毒素拒之门外，确保胎儿的生长发育。

孕妈妈自我调节

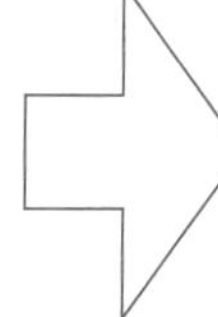

孕妈妈避免早晨空腹：孕妈妈早上起床后即喝一杯温开水，使胃肠功能活跃起来，再吃点小零食抑制恶心。

少食多餐，减轻孕吐：孕吐影响了孕妈妈正常饮食，如果到了饭点，孕妈妈不想吃饭，也不要强迫，可以待会再吃；或者只吃一点儿，饿了再吃些小零食补充。孕吐比较重的孕妈妈不要怕麻烦，有了食欲的时候抓紧机会吃，没有食欲时可以不吃或少吃。

少吃油腻和不易消化的食物：孕妈妈最好食用易消化的清淡食物，如大米粥、小米粥、饼干、馒头片等，让食物在胃内存留时间比较短，减少恶心、呕吐。

孕妈妈适当吃些酸味食物：酸味新鲜水果富含维生素C，既能缓解胃部的不适，还可增加孕妈妈抵抗力及促进对铁质的吸收。平时还可以用柠檬汁、紫苏、陈皮、梅子来烹调食物，不但开胃，减轻孕吐，还可以减轻嘴里的怪味。

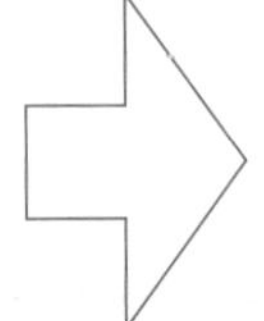

孕妈妈自我调节

孕妈妈身心放松防孕吐：孕期受激素的影响，孕妈妈变得敏感，经常受急躁、不安、忧郁、烦闷等情绪困扰。这时应多听音乐，多散步，多与人倾诉，放松心情，孕吐不适会减轻不少。

减轻孕吐的食物

生姜：具有和胃、止吐的功效。姜汁一茶匙，加入甘蔗汁一杯搅匀，隔水炖约 20 分钟，做成甘蔗生姜汁，可治反胃呕吐，对防止孕吐有极佳的效果。

陈皮：陈皮可以健胃，理气，止吐，含有芳香的挥发油，能够促进肠胃的蠕动。将适量陈皮、生姜片、红枣用 500 毫升水煮 20 分钟，饮用即可。

苹果：酸酸甜甜的苹果具有酸甘化阴的功效，可以养胃生津。将一个苹果磨成泥，加入一小勺姜汁，既美味又可减轻恶心反胃。苹果还有缓解不良情绪的作用，对遭受孕吐折磨、心情糟糕的孕妈妈有安心静气的作用。

芒果：有益胃、止吐的功效，对眩晕症、恶心、呕吐等均有疗效。以芒果煎水进食对孕妈妈也有很好的效果。

苏打饼干：孕吐在饥饿时特别厉害，因此在两餐之间若肚子饿，可吃碱性苏打饼干，稍微中和胃酸，也可减轻肠胃不适。

健脾和胃疗恶阻

白术鲫鱼粥

原料：白术10克，鲫鱼1条（500克左右），粳米30克，盐少许。

做法：白术洗净煎水100毫升，鲫鱼洗净与粳米煮粥，粥熟加入白术水稍煮，加入盐调味即可。

功效：健脾和胃，降逆止呕。适用于脾胃虚弱恶阻的孕妇。

清肝和胃疗恶阻

竹茹枇杷紫苏饮

原料：竹茹10克，鲜枇杷叶20克，鲜紫苏叶10克。

做法：将原料洗净加水煎15分钟，当茶饮。

功效：清肝和胃，降逆止呕。适用于肝胃不和恶阻的孕妇。

中医师的叮咛

正确吃一些酸性食物：吃酸味水果可以缓解胃部的不适，可以多吃些柑橘、杨梅、葡萄、樱桃等，但不要食用加工过的酸味食物，以免影响胎儿的正常发育。平时还可以用柠檬汁、陈皮、梅子来烹调食物，既开胃，又减轻孕吐，还可以使口气清新。

2. 孕期便秘

孕期是孕妇的幸福时光，可是在享受胎儿带来幸福感的同时，不少孕妇也在忍受着怀孕带来的各种问题，孕期便秘就是其中不得不说的尴尬事儿，只要"便秘"模式一开挂，洗手间简直就是第二个去处，让不少孕妇苦不堪言。孕妇一人受苦还不算，如果用力排便有可能引起胎儿流产或早产。

孕期便秘的原因

与孕妈妈体内激素有关：孕妈妈胃酸分泌减少，胃肠平滑肌张力降低，蠕动减弱；腹壁肌肉张力减弱，大肠对水分的吸收增加；黄体酮分泌增加，使肠道蠕动减慢。

与孕妈妈的饮食有关：膳食纤维摄入不足，不利于大便的形成。孕早期孕妇胃口差，喜好辛辣等刺激胃口的食物，也加重了便秘的发生。

与孕妈妈肠运动障碍有关：孕妈妈增大的子宫压迫结肠，使粪便运转速度减慢，导致不正常排便。

与孕妈妈食用的药物有关：保胎药在舒张子宫平滑肌的同时，对肠道平滑肌起到了抑制作用，减慢了肠蠕动；中晚期孕妇服用钙剂补钙，钙在体内与草酸等物质结合，在肠道形成了不溶性沉淀物，使肠道蠕动减慢。

与孕妈妈的生活习惯有关：有些孕妈妈由于工作关系，经常抑制便意，从而破坏了正常的排便生理条件反射。特别是先兆流产者，应卧床保胎，减少活动量，使肠蠕动减慢。

与孕妈妈的精神过度紧张有关：大肠运动是由自主神经来控制，所以受到大脑的影响不小，精神上的压力可导致痉挛性便秘。

孕妈妈自我调节

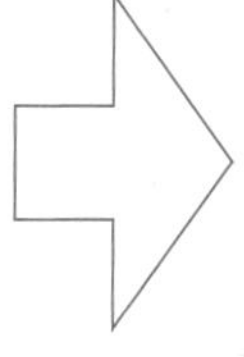

建立排便习惯：患者晨起或餐后2小时内排便，排便时应集中注意力，减少外界干扰。妊娠晚期禁用泻药，大便时不要久蹲，防止早产。

调整饮食结构：便秘者应增加水和纤维素的摄入。多吃新鲜

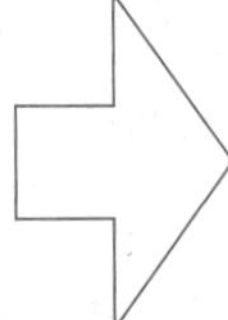

孕妈妈
自我调节

的水果蔬菜有助于治疗便秘，但膳食纤维对于改善轻中度便秘是有效的，对于严重便秘效果不明显。维生素 B_1 具有非常好的促进肠胃蠕动、保护胃肠神经的作用，所以多吃一些富含维生素 B_1 的食物有利于肠胃的功能恢复，促进肠胃的蠕动，促进食物的消化和排泄，这样的食物有粗粮、麦麸、豆类、瘦肉等。

适当增加运动：增加体力活动有助于改善患者的便秘症状。

心理调节：便秘与抑郁性和焦虑性心理障碍有密切关系，孕妇要特别重视心理护理，在孕期保持轻松愉悦的心情。

缓解孕妈妈便秘的食物

土豆：含有的粗纤维可以促进胃肠蠕动，加速胆固醇代谢，对便秘的改善有帮助。

芹菜：含有丰富的维生素C、铁及膳食纤维，有利于预防和缓解孕妈妈的便秘。

玉米：膳食纤维较丰富，能刺激胃肠蠕动，加速排泄。

黄豆：含有优质蛋白质和膳食纤维，有利于胎儿发育，促进孕妇的新陈代谢。

芋头：碱性食物，可以保护消化系统，促进肠胃蠕动，帮助消化吸收。

草莓：所含果胶和膳食纤维可以助消化，通大便，对胃肠不适有滋补调理作用。

地瓜叶：含有丰富的膳食纤维，经常食用可以促进肠胃蠕动，预防便秘及痔疮。若孕妇长期便秘，建议食用其来润肠通便。

药粥助孕妈妈通“肠”自如

核桃粥：核桃4个，粳米100克。将核桃仁捣烂同粳米一起煮成粥。适用于体虚肠燥便秘的孕妈妈。

柏子仁粥：柏子仁30克洗净去杂质捣烂，加粳米100克煮粥，服时兑入适量蜂蜜。适用于心悸、失眠便秘的孕妈妈食用。

无花果粥：无花果30克，粳米100克。先将米加水煮沸，然后放入无花果煮成粥，服时加适量蜂蜜。适用于有痔疮便秘的孕妈妈。

中医师的叮咛

孕妈妈平时也尽量不吃热性作料，如小茴香、八角、桂皮等，容易消耗肠道水分，造成肠道干燥、便秘。

孕妈妈使用治疗便秘的药物时千万要慎重，尤其具有泻下、润肠通便功效的中药，如番泻叶、芦荟、郁李仁，必须使用时一定要在专业医生指导下运用。

3. 孕期贫血

妊娠中期是胎儿生长发育最迅速的时期，也是孕妇最易发生缺铁性贫血的时候。在贫血轻微时孕妇只是容易疲劳，偶尔头晕，贫血加重时就可能出现心悸、呼吸困难等。

孕期贫血的原因

与孕妈妈气血两虚有关：孕妈妈素体脾胃虚弱，或孕后饮食失节，伤及脾胃，化生气血不足。

与孕妈妈肝肾不足有关：孕妈妈素有肝肾不足，不能滋养冲任，冲任气血不足，母胎失养。

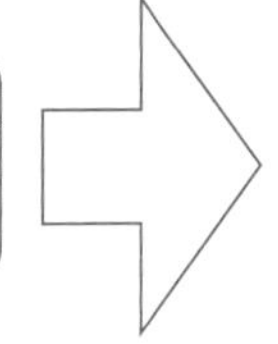

适当增加富铁食物：食物中的铁分为血红素铁和非血红素铁，血红素铁主要存在于动物的血液、肌肉、肝脏组织中。植物性食物中的铁为非血红素铁，主要存在于各种粮食、蔬菜、坚果中。多食富含铁的食物，同时注意维生素 C 的摄入，有利于铁的吸收。

多用铁质炊具烹调：做饭时多用铁锅、铁铲、铁勺，在烹制食物时会有一些细小的铁屑溶于食物中，形成可溶性铁盐，而被肠道吸收利用。

补血菜肴助孕妈妈壮胎儿

洋葱炒牛肉丝

原料：牛里脊肉 50 克，洋葱 200 克，淀粉、酱油、料酒、葱末、姜末、盐适量。

做法：牛里脊肉切丝，用淀粉、料酒、酱油、姜末、盐腌制 10 分钟，洋葱切丝备用。锅中放适量植物油烧热煸炒姜末、葱末，放入牛肉丝大火快炒后出锅，再用余油快炒洋葱丝，加入牛肉丝翻炒几下调入适量食盐即可。

药粥补肝肾壮胎儿

鸡肝枸杞子粥

原料：鸡肝100克，枸杞子10克，青菜1颗，姜末、盐适量。

做法：先将食材洗净，青菜焯水切段、鸡肝切小块备用。锅中加水煮粳米、枸杞子20分钟，再放鸡肝、姜末同煮，至鸡肝熟透，加入青菜段、盐即可。

中医师的叮咛

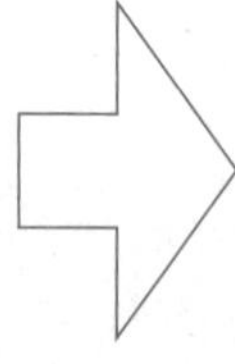

富含维生素C的食物可以促进铁的吸收，但必须与铁剂一起摄入。

畜类肉、鱼、禽类可促进铁剂吸收。

豆类中的植酸盐可降低铁剂的吸收，不建议同服。

茶叶中的单宁酸可降低铁剂的吸收，不建议同服。

牛奶及奶制品中的磷酸盐可降低铁剂的吸收，不建议同服。

4. 子肿（孕期水肿）

多数孕妇在孕中晚期都会有不同程度的水肿，让原本不太灵活的身体更加沉重。水肿一般最先出现在足踝部，逐月渐渐向上蔓延，抬高腿休息后会减轻。有的孕妇看起来没有明显水肿，但体重悄悄增加超过每周 500 克，这就是隐性水肿。

孕肿的原因

与胎儿长大有关：孕后随着胎儿渐渐长大，气机升降受阻，气滞水郁，泛溢肌肤。

与孕妈妈的脾虚有关：孕妈妈脾虚运化失职，水湿停留，溢于四肢。

与孕妈妈的肾虚有关：孕妈妈素体肾阳不足，孕后胎阻气机，有碍肾阳输布，不能化气行水，泛溢四肢。

孕妈妈自我调节

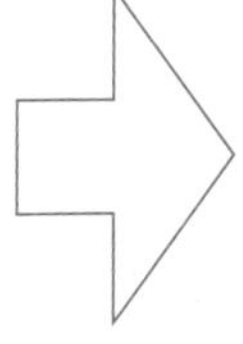

保证营养均衡：孕妈妈每天保证摄入牛奶、鱼虾、鸡蛋以补充蛋白质。多食钙质丰富的奶制品、豆制品、鱼虾、芝麻以补充钙质，稳定和降低血压。每天也要进食足量的新鲜蔬菜水果等，补充锌、镁、维生素C和维生素E等，膳食中锌不足会使血压升高；

孕妈妈自我调节

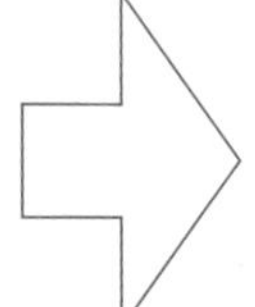

缺镁孕妈妈易情绪激动，易诱发高血压；维生素C和维生素E可抑制血中脂质过氧化，预防及控制血压升高。

适量限制盐的摄入：需要少吃点盐分，食盐量控制在每日5克以下。

放慢节奏，放松双腿：将生活和工作节奏适当放慢，避免紧张劳累过度，保证充足睡眠。平时避免久坐久站，休息时尽量抬高双腿，有利于缓解水肿。

消除水肿的食物

冬瓜：性寒，水分丰富，止渴利尿，可以减轻孕妈妈的下肢水肿。

南瓜：南瓜营养丰富，不但可以防止孕期水肿，还能帮助胎儿的脑细胞发育。

鲫鱼：“鲫鱼性和缓，能行水而不燥，能补脾而不濡”，具有健脾利湿的功效，鲫鱼还含有大量的优质蛋白，孕妈妈多吃一些鲫鱼，既能补充营养又能缓解水肿。

利水药膳减轻孕妈妈“沉重”负担

赤小豆鲫鱼汤

原料：赤小豆100克，鲫鱼250克，葱、姜、盐适量。

做法：将鲫鱼去内脏洗净，赤小豆去杂质洗净，葱切段，姜切片。将赤小豆放入锅中，加水1000毫升，煮40分钟后，放入鲫鱼、葱、姜，小火再煮20分钟后加入适量盐即可。

功效：适用于脾虚水肿的孕妈妈。

中医师的叮咛

谨防妊娠高血压综合征：孕妈妈轻度水肿，经休息后减轻或消失，属于正常现象，不必特殊治疗。如果脚踝部突然严重肿胀，或是早上睡醒后水肿明显，甚至全身水肿，应该及早看医生，有可能是妊娠高血压综合征。

5. 孕期下肢静脉曲张

下肢静脉曲张是下肢浅静脉系统处于伸张、蜿蜒而曲张状态，是孕期常见病。主要是孕妇腿部内侧、会阴部、小腿肚和足背上的静脉弯曲鼓露，常常合并足踝及脚部肿胀，因此孕妇脚肿如面包，行动吃力。一般情况下，孕妇的下肢静脉曲张是单纯性的，经休息后可以减轻，如果且行且重，合并有渐渐加重的水肿，一定要及时看医生。

孕期静脉曲张的原因

与胎儿长大有关：孕妈妈子宫渐渐增大而压迫盆腔静脉和下肢静脉，使静脉回流受阻。

与孕妈妈的激素有关：增加的黄体生成素造成血管壁扩张，再加上怀孕时全身血流量会增加，使得原本闭合的静脉瓣膜分开，造成静脉血液的逆流。

与孕妈妈体重及遗传有关：孕期体重过重，或有家族遗传倾向，先天血管静脉瓣膜薄弱而闭锁不全等，都是静脉曲张的高危险因素。

孕妈妈自我调节

多做深呼吸：深呼吸能促进循环，也可能避免和帮助治疗静脉曲张。尽量每天保持双脚抬高超过臀部的姿势大约10分钟，深深地吸气，慢慢使肺部充满气体。

关注体重增长速度：尽管不可能不在孕期增重，但是坚持锻炼有助于避免过量脂肪堆积，保持良好的血液循环并强韧血管。

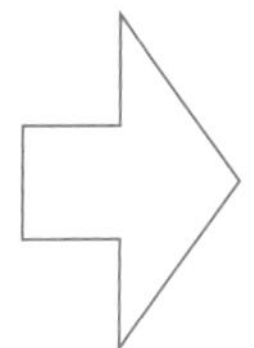

做适度的运动：慢走、游泳和做孕妇瑜珈在怀孕期间都是不错的选择，但要避免过度的有氧运动，如蹬自行车和慢跑，因为这些会增强腿部静脉的压力，使问题加重。

穿弹力袜：这种袜子从脚踝顺着腿部向上变得越来越松，逐级减轻腿部受到的压力，以防静脉血栓和静脉瘤形成。

改变睡姿：睡觉应采取侧卧位，抬高腿部，以免子宫压迫静脉，以利静脉回流。

孕期静脉曲张的饮食原则

新鲜蔬菜和水果不能少：新鲜蔬菜和水果含有大量的维生素及矿物质，可以改善组织的氧化作用，增加血液循环，提高机体免疫力。

要保证足够的蛋白质：要多吃含蛋白质丰富的食物，充足的蛋白质可以维持体内营养物质的平衡，增强免疫力，保护细胞，还可以乳化脂肪，促进血液循环。

多食维生素 E 丰富的食物：维生素 E 可以改善血液循环，减轻腿部的沉重感。

保持低盐饮食：体内的盐太多会导致体内吸水，进而导致小腿肿胀，对血管造成压力。

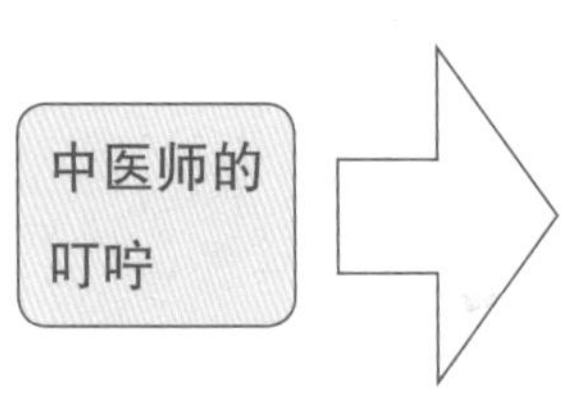

多吃鸡肉对缓解孕妈妈静脉曲张有帮助：鸡肉富含蛋白质、卵磷脂、不饱和脂肪酸及B族维生素，有健脾胃、强筋骨、利血脉的作用，对预防及缓解孕妈妈静脉曲张有帮助。

6. 腿抽筋

怀孕真是一件很辛苦的事情，对于孕妇来说不仅要牺牲好的身材，还会遭受各种问题的折磨。比如头晕、呕吐、水肿等，有些孕妇还会出现腿抽筋的现象，那么孕妇腿抽筋是怎么回事呢?

孕期腿抽筋的原因

与孕妈妈缺钙有关：因胎儿在生长发育过程中，孕妈妈体内的钙会主动经胎盘转运给胎儿，若孕妈妈从膳食中摄取的钙和维生素D不足，或晒太阳不够，必将造成血钙低下。低钙会增加神经肌肉的兴奋性，使肌肉收缩，出现抽筋。由于夜间血钙水平常比日间低，因此抽筋多在夜间发作。

与孕妈的饮食结构不均有关：若孕妈妈吃太多肉类食物，会影响碳水化合物的代谢，导致酸性代谢产物堆积，引起电解质紊乱，而出现抽筋。

与孕妈妈腿部负担重有关：孕中晚期，随着胎儿日益生长，子宫逐渐增大，腿部的肌肉因承受额外的体重而感到疲劳。若孕妈妈白天走得太多或站得过久，使腿部肌群过度疲劳，就导致局部酸性代谢产物堆积，刺激肌肉引发抽筋。

与孕妈妈腿部受寒有关：如果夜里室温较低，不小心小腿肌肉受凉，由于寒冷刺激，会使腿部肌肉出现痉挛抽筋。另外，长时间躺在床上会造成血液循环减慢，使二氧化碳等代谢物堆积，也有可能诱发肌肉痉挛。

孕妈妈自我调节

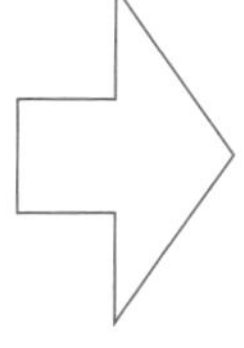

多吃含钙高的食物：如牛奶、虾皮、芝麻等。多晒太阳，促进钙的吸收和利用。

关注体重增长速度：尽管不可能不在孕期增重，但是坚持锻炼有助于避免过量脂肪堆积，保持良好的血液循环。

做适度的运动：慢走、游泳和做孕妇瑜珈在怀孕期间都是不错的选择，但要避免过度的有氧运动。

中医师的叮咛

中医认识“缺钙”与“补钙”：“缺钙”的原因不外乎钙的摄入不足和吸收不良，中医认为脾胃虚弱导致机体对钙元素吸收能力降低，补再多的钙都会以流失而告终。因此调理孕妈妈的脾胃功能，促进钙吸收是补钙的关键。

调理脾胃促钙吸收

山药饭

原料：山药、莲肉、扁豆各30克，粳米适量。

做法：山药洗净切段，扁豆、粳米洗净加水适量煮至米烂，加入山药煮熟即可食用。

功效：适用于食欲不振，大便溏薄的孕妈妈。

7. 孕期身痒

孕妇皮肤瘙痒是很常见的现象，这样会影响到孕妇的心情，瘙痒时就会忍不住地想要抓和挠，但是也无济于事，又不敢随意用药，那么孕妇皮肤瘙痒时该怎么办呢？轻度的孕期身痒一般对孕妇及胎儿影响不是很大，若孕妇皮肤瘙痒数日后出现黄疸，表现为皮肤及巩膜发黄，并伴有轻度恶心、腹胀及腹泻等症，应及时就医治疗，以排除病毒性肝炎等严重疾患。

孕期身痒的原因

与孕妈妈血虚有关：孕妈妈素体血虚，孕后阴血聚于下以养胎，阴血愈亏，不能濡养肌肤，化燥生风，风盛则痒。

与孕妈妈受风热侵袭有关：孕妈妈素体阳盛，血分蕴热，孕后阴血下聚养胎，阴分更亏，风热之邪乘虚侵入肌肤与血热相合，生风化燥发为身痒。

孕妈妈自我调节

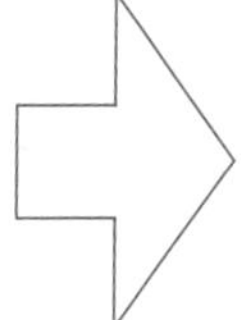

注意皮肤保湿：皮肤过于干燥会加重红斑及瘙痒，所以保湿是不可忽视的步骤，孕妈妈应选择专用保湿乳，每天适当在痒处涂些温和、无刺激的润肤霜或橄榄油，保持皮肤水分，改善肌肤干燥，减轻局部瘙痒，有助于病情的恢复。

避免不良刺激：尽量避免用手去搔抓痒处，以防抓破皮肤后引起细菌感染。避免用热水烫及肥皂水擦洗。不宜穿不透气的化纤内衣，以免摩擦皮肤，引起干燥发炎。

饮食注意：皮肤干燥的孕妈妈不妨多喝水，从内补充皮肤需要的水分；少吃海鲜、辣椒、生姜、生蒜等刺激性的食物。

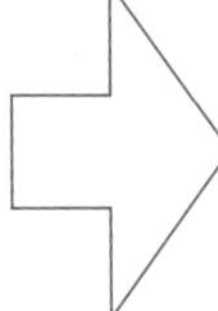

富含维生素C的食物：猕猴桃、草莓、桔子、橙子、苹果、番茄、绿色蔬菜等。

富含维生素E的食物：花生油、鱼肝油、杏仁、蛋黄、大豆、核桃、牛奶等。

富含脂肪酸的食物：鸭肉、牛肉、菜籽油、果仁、大豆、萝卜、蘑菇等，可帮助润肤，缓解皮肤干燥。

养血润燥防身痒

桑椹芝麻膏

原料：黑芝麻300克，桑椹100克，黄精30克，麦冬20克，生地黄20克，蜂蜜适量。

做法：将黄精、生地黄、麦冬一起放入砂锅中，加入适量的清水一起熬煮，大约30分钟将药液滤出；继续加入适量的清水进行煎煮，反复3次，然后将所有的药液混合在一起，随后将药液以及桑椹和黑芝麻一起放入砂锅之中，大火烧开后小火煎煮直到黏稠，最后加入蜂蜜搅拌均匀，稍微煮开之后起锅，冷却即可。

服法：一次50克，用开水冲服，早晚各服用一次。

功效：适用于因血虚风燥引起皮肤瘙痒的孕妈妈。

8. 孕期失眠

孕妇在怀孕这个特殊时期，身体发生了很大的改变，体内阴阳可能会暂时地失去平衡，导致随内脏变化而引起情绪的改变。同时孕妇个人生活也发生了改变，比如长期闲适在家，没有事情做，过多的思虑和担心也可以诱发失眠甚至抑郁。此二因可以互相因果，形成恶性循环。那么对于这类情况，孕妇们应该怎么应对呢？

孕期失眠的原因

与孕妈妈血虚有关：孕妈妈素体血虚，孕后阴血聚于下以养胎，阴血愈亏，不能养心，心神不安则失眠。

与孕妈妈阳气偏亢有关：孕妈妈素体阳盛，血分蕴热，孕后阴血下聚养胎，阴分更亏，阴不制阳，热扰心神而失眠。

孕妈妈自我调节

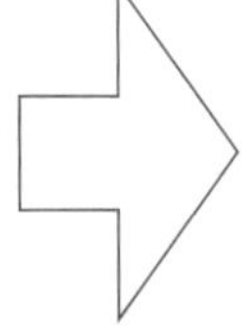

晚餐吃一个苹果：苹果中含有的磷和铁等元素，易被肠壁吸收，有补脑养血、宁神安眠作用，无论是对心脾两虚、阴虚火旺、肝胆不和还是肠胃不和所致之失眠症都有较好的疗效。苹果的香气是治疗抑郁和压抑感的良药。研究发现，在诸多气味中，苹果的香气对人的心理影响最大，它具有明显的消除心理压抑感的作用，对人的神经有很强的抑制作用，能催人入眠。

晚餐可多吃小米莲子粥：小米有滋阴养肾、健脾和胃的作用，小米中B族维生素含量丰富，能很好地稳定情绪，抑制神经；莲子清心安神而助眠。

左侧卧位助入眠：孕妈妈增大的子宫多会向右旋转，左侧卧位会缓解右旋的子宫，避免胎儿缺氧，也会让孕妈妈舒适入眠。

养阴清心除失眠

枣竹灯心粥

原料：酸枣仁20克，玉竹20克，灯心草6克，糯米200克。

做法：先将酸枣仁、玉竹、灯心草用清洁纱布包扎，放入锅中，与糯米同煮成粥，捞出纱布包，即可食粥。

功效：酸枣仁养心安神；玉竹滋阴养液；灯心草清心火；糯米养阴益气，和中健胃。四品共煮成粥，有养阴清火、安神镇静、和中除烦之功，服食时，可酌加冰糖。适用于阴虚火旺失眠的孕妈妈。

中医师的叮咛

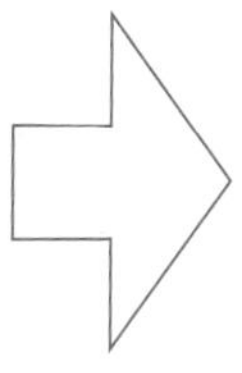

临睡前不要喝大量的水和汤：孕妈妈如果尿频严重，睡眠质量会受到严重影响，临睡前不要喝过多的水或汤以减少肠胃的负担。

忌睡前运动：孕妈妈可选择散步来缓解一些失眠症状，但切记至少要在睡觉前3小时结束运动，避免运动导致的兴奋影响睡眠。

第五章

产后康复宝典

初为人母，既激动又惶恐，相信这是很多新妈妈的心里话。激动源于经过漫长的孕期，历经了惴惴不安和百转千折的等待，终于见到了自己朝思暮想的新生命。惶恐源于不知道该如何爱他/她，如何才是最好的养育理念和方法。日里看夜里瞧，看不够还心不安。今天我们就来聊聊新妈妈这个话题。

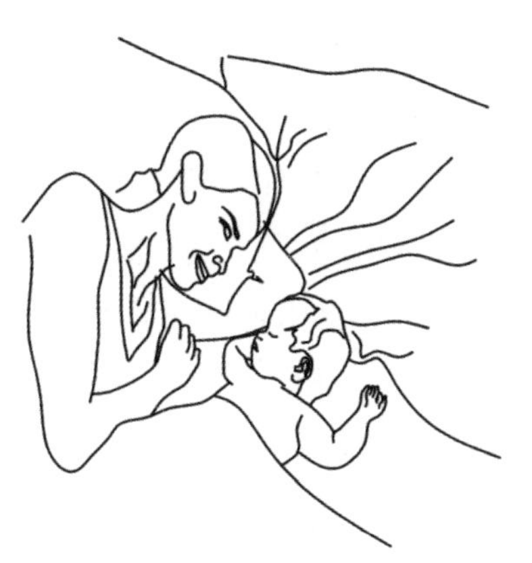

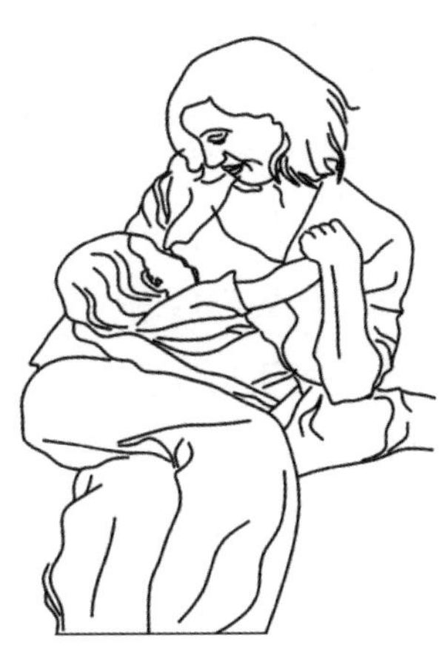

一、新产妈妈恢复多久合适

怀孕和分娩使新妈妈的身体和心理都发生了巨大的变化，身体的各个器官、各个部位都需要恢复，尤其是乳房和经受过分娩考验的生殖器官。这个恢复期要多久才合适呢？在中国的孕产文化中，有“坐月子”的说法，医学上称之为“产褥期”，就是指这段恢复期。民间俗称的“月子”是个约数，不是严格的概念。那么“月子”应该坐多久？看过这本书后要记得——应当根据地域、新妈妈的年龄、身体素质来灵活认定，不可一概定论是 30 天。南方可以短一些，北方可以久一些；年轻可以短一些，年长可以久一些；素日体健者可以短一些，素日体弱者可以久一些。不一而论。中医理论讲究天人相应，即因人、因时、因地而有不同，就是这个道理。月子期间就是子宫恢复的最佳时段。怀胎十月，母亲的体重增加 10 ～ 15 千克，子宫从鸡蛋大小长到西瓜大小，用超强的承受力孕育着新生命；孩子出生后，子宫又会逐渐恢复到孕前的状态和大小。这个过程就是子宫复旧。从医学角度来讲，产后子宫内膜修复需要 3 ～ 6 周，子宫复旧需要 6 ～ 8 周时间。如果产后子宫复旧不全，女性不仅容易长出小肚腩，还会出现盆底肌松弛，影响夫妻生活，严重的还会出现子宫下垂、子宫后位性便秘、遗尿、恶露淋漓不尽、子宫肌瘤等疾病。产后康复的好坏关系到女性的终生幸福，所以“坐月子”很重要。

二、新产妈妈怎样吃

民以食为天，哺乳动物的营养主要是吃来的。人不能不吃饭，何况新妈妈是在为两个人吃饭。因此新妈妈在产褥期，饮食调理不容轻视！

新妈妈在生孩子的时候会消耗大量的体力，产后持续的出血在医学上称为“恶露”，也会消耗营养和体力，加上出汗、伤口恢复等，都会消耗各种原有营养素的储备，损伤相当多的营养物质。在此基础上，乳汁的产生也需要足够的营养来支持保障。富于营养的乳汁对宝宝的生长发育具有其他任何乳品都无法取代的重要作用。因此，新妈妈在产后的营养需求比怀孕期还要多，还要重要！如果产后不能及时补充足够的高质量营养，就会影响新妈妈的身体健康，进而影响宝宝的生长发育和健康成长。那么，新妈妈的饮食和未孕未产时有何不同呢？

1. 新产后的生理特点

泌乳

经过科学观察与研究，人类医学已经证实母乳是婴儿最理想的食品。母乳喂养已经成为优生优育的共识。那么，如此受到推崇的乳汁是怎么产生的呢？新妈妈分泌乳汁是一种很复杂的神经反射活动。乳汁的产生和泌乳量都受到多种因素影响，比如婴儿的吸吮力和频率。宝宝的吮吸活动会通过刺激新妈妈的乳头引起神经反射而促使分泌催产素和催乳素，乳腺接收到信号刺激后才能开始泌乳，最终完成乳汁分泌活动。新妈妈的情绪也会影响乳汁的分泌质量和分泌量。如果产妇过度疲劳或精神紧张、情绪激动，乳汁的分泌也会受到抑制而减少。新妈妈饮食中摄入的热能和营养素质量不仅会影响乳汁的分泌量，而且会影响到乳汁中各种营养素的含量，尤其会影响到9种必需氨基酸的构成与比例。如果营养摄入量不足，不仅会导致乳汁的分泌量下降，还会影响乳汁的品质，同时会消耗新妈妈自身的营养储备，影响新妈妈的健康，最终出现乳汁品质下降这样的恶性循环。因此新妈妈怎样吃极为重要，这关系到母婴两者的健康。

代谢

产后要逐步恢复到身体的正常状态，新妈妈的身体中会进行一系列的功能活动，这些变化会导致基础代谢率增高。因此新妈妈处于基础代谢的活跃阶段，一般来讲会比成年未孕女性高出20%的代谢率。

营养

人们常说，妈妈们是伟大的。这一点在新妈妈身上可以得到很好的见证。因为无论妈妈自身的营养状况如何，生物体自带系统会自动调整母亲的营养储备来维持乳汁的成分基本恒定，从而最大可能地有利于子代的成长发育所需。也就是说，在需要的时候，机体会自主动员母体在肝脏、骨骼及其他器官的营养储备进入乳汁的产生过程。如正常情况下，每天进入乳汁的钙可达300毫克之多；当母亲的膳食中含钙不足或母体吸收不良时，机体就会自动地从母亲的牙齿和骨骼里面所储备的钙中获取，以求维持乳汁中钙量的稳定。若母亲长期缺钙，机体在3个月内就会获取母体钙储备的2%用于乳汁分泌，因此，母体就处于钙的负平衡状态，出现骨痛、牙齿松动和骨质软化等临床表现。维生素A也会因维持乳汁的一定含量而被从母体的肝脏储备中动员出来，从而引起母亲维生素A的负平衡，出现夜盲症、抵抗力低下、易感染等临床表现。

2. 新妈妈的营养需求特点

热量

新妈妈的基础代谢量比未孕未产时高，因此需求的热量也就高。这些热量部分来自妈妈在孕期里储备的脂肪（4千克左右），部分来自产后每天的饮食摄入。热量摄入不够则乳汁分泌的量和乳汁中脂肪的含量都会下降，宝宝的营养也就会受到影响；热量摄入过多，妈妈就会变胖。妈妈比怀孕前瘦，说明热量供给不足，没吃好；妈妈比怀孕前胖，说明热量供给过盛。产后体重逐渐恢复到孕前水平是新妈妈们热能供给适度的标准。

蛋白质

合适的蛋白质含量是乳汁优质与否的重要标准。饮食里面的蛋白质有70%～80%可转变成乳汁中的蛋白质，该转化率与蛋白质的生物价成正比，若乳汁中的蛋白质由植物性蛋白质提供，则需要量更大。新妈妈每天分泌的乳汁中含蛋白质8～12克，也就是说每天需要提供蛋白质12克左右用于分泌乳汁。当蛋白质营养不足时，不仅乳汁中的蛋白质含量下降，泌乳量减少，机体还会自动调用母体储备的蛋白质。

脂肪

出生后到1岁以内，宝宝大脑的发育还在继续。脂类对宝宝大脑的发育很重要，尤其是类脂对中枢神经系统的发育尤其重要。人乳中脂肪含量变化较大，宝宝的吃奶过程可使乳汁中的脂肪含量增加。哺乳后，乳中脂肪量为哺乳前的3倍。另外，膳食中的热能、蛋白质、脂肪的高低可影响乳汁中脂肪的含量，如果新妈妈摄入的不饱和脂肪酸较多，则乳汁中的脂肪含量也会增加；如果新妈妈膳食中75%的能量是由糖类来提供，则乳汁中亚油酸等不饱和脂肪酸就会随之减少。

无机盐

新妈妈首要补充的无机盐是钙，其次是铁和铜。

乳汁中钙的含量一般是比较稳定的，如妈妈食物中的钙不足或母体吸收不足，钙将自动从妈妈的储备库中移出以稳定乳汁中的钙含量，此时妈妈体内就会出现钙的负平衡，持续时间过长就会发生骨质软化症。因此新妈妈要多食用富含钙的食物，如牛奶、虾皮、水产品等，必要时还要补充钙制剂，如碳酸钙、乳酸钙和骨粉等。我国建议新妈妈们钙的供给量标准是1500毫克/天，并同时补充维生素D以助于钙吸收。铁和铜不能通过乳腺进入乳汁，因此乳汁中铁和铜的含量不高。但是产妇在妊娠和分娩过程中有铁的损耗，为了提高自身铁的储备，还是需要增加铁的摄入。我国建议的标准是每日供给20毫克铁。

维生素

大多数水溶性维生素（如 B_1、B_2、B_5 和 C 等）可以自由通过乳腺进入乳汁，维生素 A 也可以少量进入乳汁，因此新妈妈膳食中增加的维生素含量高，相应的乳汁中的维生素含量也就会增高。因此提高膳食中这些维生素的含量对于增加乳汁中维生素的含量极为重要。目前国内建议的维生素 B_1、B_2、B_5 的供给量分别是 2.1 毫克 / 天、2.1 毫克 / 天和 21 毫克 / 天，维生素 C 的摄入量为 100 毫克 / 天，维生素 A 为 1200 微克 / 天。

新妈妈推荐每天摄入的能量是 2300 千卡 / 天，蛋白质 80 克 / 天，钙 1000 毫克 / 天，铁 24 毫克 / 天，维生素 A 为 1300 微克视黄醇活性当量 / 天，维生素 B_{12} 为 3.2 微克 / 天，叶酸 550 微克膳食叶酸当量 / 天。

3. 月子里的饮食原则

（1）怎么吃

合理的饮食是营养均衡的重要保证，有利于母婴健康。但这一原则并不意味着产后大吃过补。下面是给新妈妈的建议，各位可根据自身实际情况因人、因时、因地进行调节。

在医院里度过的新妈妈人数不在少数。此时的妈妈们体力尚未得到恢复，会感觉身体虚弱、胃口比较差，很多新妈妈会出现大汗淋漓、不耐疲劳的表现，这是因为产后胃肠道的蠕动与胃液的分泌一般在 1 ～ 2 周才能恢复正常，故此时食物应以清淡不油腻、易消化吸收、营养丰富为最佳，以流质或半流质居多，刺激性食物属于禁忌品。如果是剖腹产，则需根据医生的医嘱决定进食的时间。

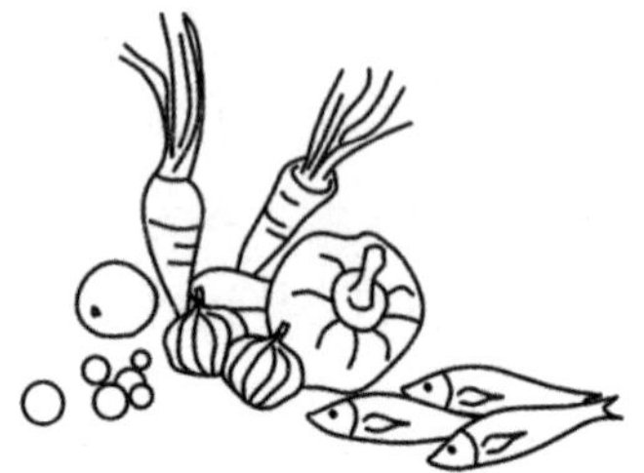

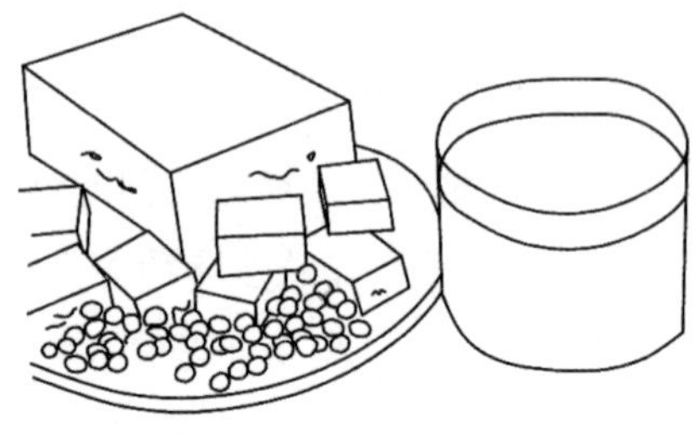

新产后
1 ~ 3天

剖腹产术后约24小时，胃肠功能才可恢复，待胃肠功能恢复后，给予流食1天，如蛋汤、米汤，忌食牛奶、豆浆、含有大量蔗糖等胀气食物。肠道气体排空后，改用半流质食物1~2天，如稀粥、汤面、馄饨等，然后再转为普通饮食。

术后第一天，一般以稀粥、米粉、藕粉、果汁、鱼汤、肉汤等流质食物为主，分6～8次吃。术后第二天，吃些稀、软、烂的半流质食物，如肉末、肝泥、鱼肉、烂面、烂饭等，每天吃4～5次。第三天后可以吃普通饮食，注意补充优质蛋白质、各种维生素和微量元素。可摄入主食350～400克、牛奶250～500毫升，肉类150～200克、鸡蛋1～2个、蔬菜水果0.5～1千克、植物油30克左右。这样能有效保证乳母和婴儿的营养充足。

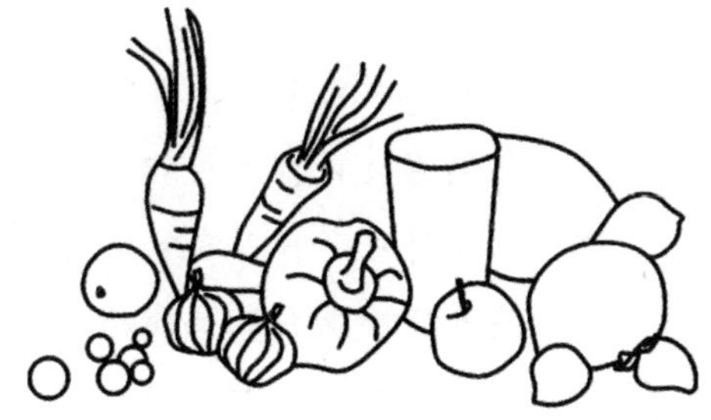

每次进食不要过多，适宜少吃多餐，既要保证营养的均衡也要避免增加胃肠负担。特别提示的是，初乳多见于产后 2～4 天，即使乳汁未下，也要时常抱宝宝来吸吮妈妈的乳头以促进乳汁的分泌。炖汤类食物有助于促进乳汁分泌，但也不宜猝然大补，建议徐徐增进。时下新妈妈中因乳痛而致低热甚至最终放弃母乳喂养的人不在少数，建议及早处理，必要时可以给予静脉给药和中药内治外治。

新产后 4～7 天

产妇的胃口逐渐好转，可以少吃些猪肉、鸡肉、瘦牛肉，以清炖为宜，配上时鲜蔬菜，天气暖和的季节可以配合开胃水果。此时的重点是打开胃口而不在于滋补。建议多素少肉，多清炖少烹炸，保持大便通畅。

新产后
第 2 周

随着伤口的逐渐愈合和乳汁分泌的增加，新妈妈的胃口多数转佳，食量也随之增大。此时可多食入有补血补气功效的食物，逐渐增加蛋白质和脂肪的摄入，同时增加水果的摄入，如苹果、梨、香蕉等，既要营养均衡，富含多种维生素，又能助于保持大便通畅。

新产后
3 ~ 4 周

新妈妈的身体状态得到进一步恢复，恶露逐渐减少，进入到调理进补期。此时的食物宜品种多样而富含营养，要有充足的蛋白质和脂肪摄入但又不过量，体重增加过快的新妈妈们反而会出现乳汁分泌量减少。每天都要摄入足够的新鲜蔬菜和适量的水果，力求荤素合理搭配。特别提示新妈妈应具备一定的活动量以促进气血流通，保持合适的体重。

新产后
第 1 月

婴儿的胃容量逐步增加，吃奶量与哺乳时间逐渐规律。观察宝宝的尿量、体重、身长等生长发育指标是否都在正常范围内，看看宝宝的黄疸是否退干净了，孩子吃得香、睡得稳，各项指标正常，黄疸退净说明母乳充足，宝宝发育良好。发现母乳不足时可以多吃些肉汤，如鲫鱼汤、排骨汤，还可以加入药膳，比如加入黄芪、通草等中药，以求促进乳汁的分泌，提高乳汁的量与质。

（2）吃什么

1）食物种类要多样

食物种类多样是营养均衡的有力保障。为了宝宝的健康成长，新妈妈们一定不要偏食，更不要盲目节食，这样才能保证自己摄入足够的营养素。主食和副食搭配要合理，粗细适度，品种多样，如杂粮、燕麦、小米、赤小豆、绿豆等，黑米营养丰富，含有 18 种氨基酸及硒、铁、锌、钙、锰、钼等元素和维生素 B_1、B_2、B_6，有益胃肠消化，还可增强造血功能，可提升血红蛋白含量，产妇食用黑米较食用白米更有助于滋补产后虚弱的身体，有利于增加乳汁以哺乳婴儿。新妈妈的进餐次数一般以 4 ～ 5 餐 / 天为宜，这样才可以保证各种营养素的均衡和高品质。剖腹产术后第一天，一般以稀粥、米粉、藕粉、果汁、鱼汤、肉汤等流质食物为主，分 6 ～ 8 次吃。术后第二天，吃些稀、软、烂的半流质食物，如肉末、肝泥、鱼肉、烂面、烂饭等，每天吃 4 ～ 5 次。第三天后可以吃普通食物，注意补充优质蛋白质，各种维生素和微量元素。可摄入主食 350 ～ 400 克、牛奶 250 ～ 500 毫升，肉类 150 ～ 200 克、鸡蛋 1 ～ 2 个、蔬菜水果 500 ～ 1000 克、植物油 30 克左右。这样才能有效保证乳母和婴儿的营养充足。

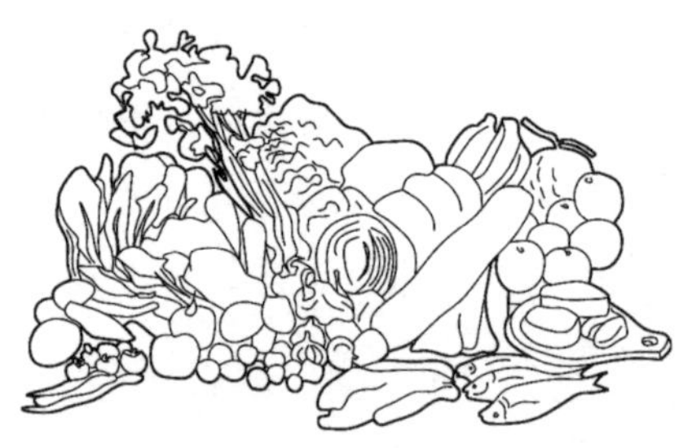

2）蛋白质要优质而量足

动物性蛋白品质高于植物性蛋白品质，所以要食入足量的荤食，如鸡蛋、禽肉类、鱼类等，这些食材可提供优质蛋白质。新妈妈每天摄入的蛋白质应保证有 1/3 以上来自动物性食品。大豆类食品能提供质量较好的蛋白质和钙，也应充分摄入，尤其对于经济条件不充分的家庭可以通过摄入豆类及豆制品来提高蛋白质的量与质。

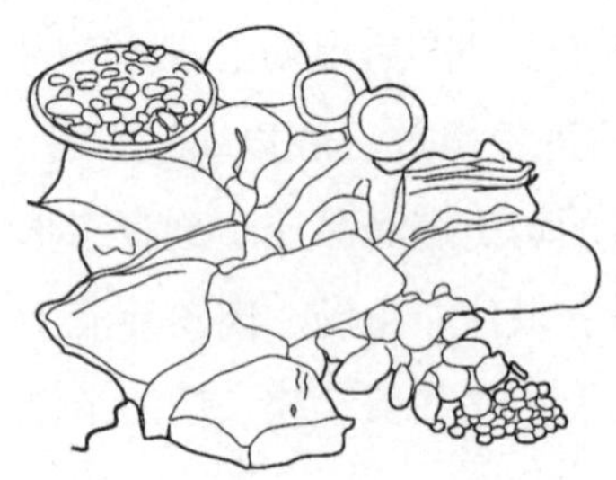

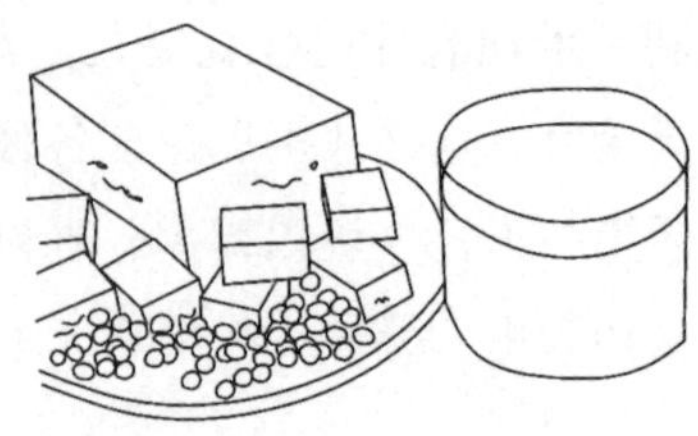

3）钙要多，铁要丰富

新妈妈对钙的需要量大于孕期也大于非孕非产期，需要给予足够重视！各种乳及乳制品的含钙量都很高，并且易于妈妈的消化吸收，建议每天摄入。鱼虾类食品的含钙量也很丰富，深绿色的蔬菜和豆类也可提供一定数量的钙，因此都建议适度摄入。生产和哺乳都会消耗体内的铁含量，缺铁容易发生贫血，所以铁的补充也是非常必要的。动物血或动物肝脏、瘦肉、鱼类、油菜、菠菜及豆类等食品都富含铁剂建议新妈妈们多食用，预防产后贫血的发生。猪肝是剖腹产新妈妈最好的固体食物选择，有助于恶露排出，并有补血功效。子宫收缩不佳的产妇可以服用酪梨油，帮助平滑肌收缩，改善便秘。鱼、维生素C有助于伤口愈合。因分娩过程失血较多，产妇宜多吃含铁质食物补血。药膳食补可添加黄芪、枸杞子、大枣等中药材。

4）足够的新鲜蔬菜、水果和海藻类

维生素主要来源于新鲜蔬菜和水果，其他如无机盐、纤维素、果胶及有机酸等营养素的保证也都需要摄入蔬菜和水果，此外摄入海藻类可以供给适量的碘，这些都是新妈妈每日膳食中不可缺少的食物，每天要保证摄入500克，可以有效防止便秘，促进泌乳。韭菜、麦芽等食物有回奶的作用，最好不要吃。注意橙子、芒果、菠萝、洋葱等会引起宝宝拉肚子、胀气。另外，妈妈还要多观察宝宝皮肤上是否出现红疹，避免吃会造成宝宝过敏的食物。

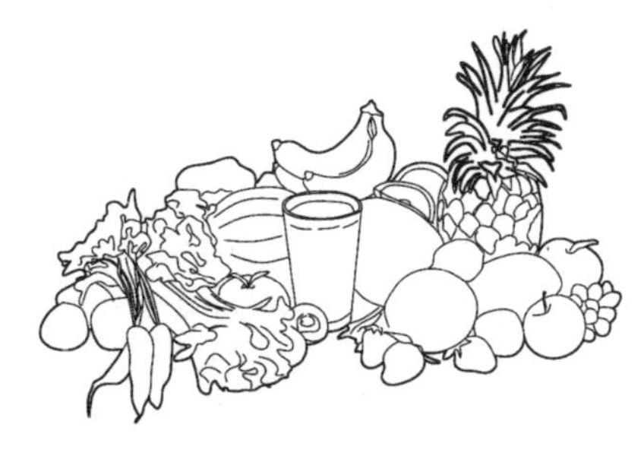

5）多喝汤饮，少吃甜食

新妈妈一定要多喝汤！

汤类味道鲜美，并且易于消化吸收，还有助于乳汁的分泌。鲫鱼汤、猪蹄汤、排骨汤等都是民间“月婆子”食谱中的必备品，这是有科学依据的，建议汤和肉同食。少吃甜食，即使吃甜食最好也只是喝红糖水。因为过食甜食不仅会抑制食欲，还容易导致热量过剩而转化为脂肪，引起体重增加甚至产后肥胖。喝汤也有讲究。餐前不宜喝太多汤、以免影响食量，餐前可喝半碗汤，待八成饱后再喝一碗。喝汤时应连肉带汤一起吃，因为肉汤的蛋白质成分大约只有肉的十分之一，不能满足产妇和宝宝的营养需求。不建议喝油浓汤，以免影响食欲，煲汤材料宜选用脂肪含量较低的肉类，如鱼类、去皮的禽类、去脂的排骨等。也可以喝蛋花汤、豆腐汤、蔬菜汤、面汤和米汤；可以根据新妈妈的口味或身体需要加入红枣、红糖、猪肝等，或者是加入有助于下乳的食材，如黄豆、猪蹄子、花生、木瓜等。

6）不吃腌制食物，不吃酸辣食物

腌渍食物会影响新妈妈体内的水盐代谢，咖啡及含某些香辛料的食品可通过乳汁进入婴儿体内，酸辣食物会刺激新妈妈虚弱的胃肠，引起很多不适症状。尽量控制盐的摄入，如咸菜、梅干菜等腌制类的东西少吃，以免出现产后水肿。所谓“过奶”说的就是妈妈摄入食物不当引起宝宝胃肠不适的现象。如妈妈特别爱吃麻辣烫，宝宝就会大便干或者泄泻。特别说明的是某些药物也可以通过乳汁影响宝宝的健康发育，所以哺乳期的妈妈需要谨慎用药。

7）禁酒

哺乳期的妈妈要禁酒！酒精的吸收在胃和肝。宝宝的胃和肝脏都很柔弱，很容易受伤。曾经有报道说个别家长给新生儿喂酒以图培养宝宝的酒量，也有婴幼儿饮酒 30 毫升造成急性胃肠炎甚至肝炎的案例报道。这些都是不可取的做法。

8）选择合理的烹调方法

动物性食品建议煮、蒸或烧，少用油炸。多食清炖汤品，如鸡、鸭、鱼、肉汤等。这样既可以增加营养，还可以补充水分，促进乳汁分泌。烹调蔬菜时，尽量选用减少维生素 C 等水溶性维生素损失的方法。

总之，新妈妈的膳食应当包括谷薯类、蔬菜水果类、鱼禽蛋肉类、奶、大豆、坚果、油、加碘盐和充足的水。

9）剖腹产的产妇对营养的要求比正常分娩的产妇更高。手术麻醉、开腹等对妈妈的身体都是打击，因此，剖腹产的妈妈产后恢复会比正常分娩的妈妈慢一些。剖腹产后因有伤口，同时产后腹内压突然减轻，腹肌松弛、肠子蠕动缓慢，易有便秘倾向，所以，剖腹产后饮食的安排与自然产应有差别。术后 6 小时后可服用一些流质的排气类食物（如萝卜汤等），以增强肠蠕动，促进排气，减少腹胀，并保持大小便通畅。少吃易发酵、产气多的食物，如糖类、黄豆、豆浆、淀粉等以防腹胀。当产妇排气后，饮食可由流质改为半流质，食物宜富有营养且易消化。如蛋汤、烂粥、面条等，然后依产妇体质，饮食再逐渐恢复到正常。

【剖腹产术后饮食禁忌】

①术后 24 小时内禁食蛋类及牛奶，以避免胀气；避免吃油腻的食物。

②避免吃颜色深的食物，以免疤痕颜色加深。

③避免咖啡、茶、辣椒、酒等刺激性食物。

④尽量不吃反季节的蔬菜水果，因为反季节的蔬果营养含量比当季的要差一些，另外也避免因反季节的蔬果含有催熟剂等东西，经由哺乳影响宝宝健康。

⑤剖腹产后吃的所有食物和饮料，最好都要吃得温热，包括水果，建议用热开水温一下再吃。

三、新妈妈一定要开心

新妈妈大多是开心的，但是仍然需要重视自己的心理状态。这一节我们来聊聊新产妈妈的心理调适。

新产后，新妈妈需要恢复的不仅仅是体力，在精神心理方面也需要有所调整。怀孕过程再辛苦，妈妈也是一个人吃喝拉撒，相对而言还是容易掌控的。宝宝出生时，妈妈经历了生死的考验，宝宝出生后，妈妈在自己的身体经受到创伤的同时还需要哺乳和照顾宝宝，面临双重负荷很容易产生无力感和委屈等负面情绪，特别是身体的创伤，需要防治产褥感染，如果是难产后的新妈妈还需注意可能会引起产后失血或产后垂体、甲状腺功能低下等特殊状况，所有这些都可能成为诱发产褥期精神障碍的因素。因此，新妈妈在产后1个月内需要被给予精神和体力上的双重照顾来帮助身体功能的恢复。

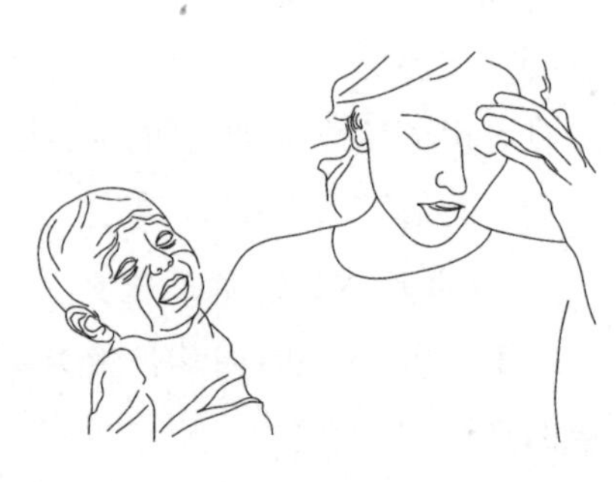

预防新妈妈的精神障碍或产褥期精神病发生的关键在于树立主动进行心理调适的意识。新生命的到来带来了喜悦，也带来了烦恼——因为带来了很多工作内容，增加了工作量。月子里，家人再多也难免手忙脚乱。新妈妈对此要有心理准备，既不要过分地要求或责怪自己，也不要埋怨家人，因为生活中的小事件给自己和家人带来不愉快的气氛，对宝宝的幼小心灵发育是不利的，对孩子性格形成也无益。这段时期的主要任务是照料好宝宝，调养自己的身体，保证自己和宝宝的充足睡眠，要告诉自己全家人都需要一个习惯的过程。主动营造一个安静、舒适、适应机体恢复的休养环境。当然，爸爸和其他的亲属也要有意识地多给予新妈妈生活和精神上的支持，营造宽松的家庭气氛，尤其是爸爸，同时作为丈夫，一身两责，在此期间要更多地付出辛劳，协调家庭人际关系，帮助新妈妈顺利地度过产褥期。成功地坐好月子，不仅有助于新妈妈的健康，还有利于宝宝的成长发育，更有利于增进婆媳关系、夫妻关系的和谐，有助于成就一个幸福美满的和谐家庭，构建一个乐观、和谐、充满正能量的社会。

四、产后抑郁早知道

1. 正确认识产后抑郁症

（1）什么是产后抑郁

有抑郁症状不一定就是抑郁症。抑郁症是一种常见的心境障碍，可由各种原因引起，以显著而持久的心境低落为主要临床特征，且心境低落与其处境不相称，严重者可出现自杀念头和行为。多数病例有反复发作的倾向，每次发作大多数可以缓解，部分可有残留症状或转为慢性。人群中 95% 的人都有过抑郁症状，都能自己调整恢复，只有无法调整不能恢复的抑郁症状持续存在才是抑郁症。产褥期抑郁症 (postparturm depression，PPD) 特指产妇在分娩后出现以抑郁、悲伤、沮丧、哭泣、易激怒、烦躁，甚至有自杀或杀婴倾向等一系列症状为特征的心理障碍，是产褥期精神综合征中最常见的一种类型，通常在产后2周出现，其病因不明，可能与遗传、心理、分娩及社会因素有关。

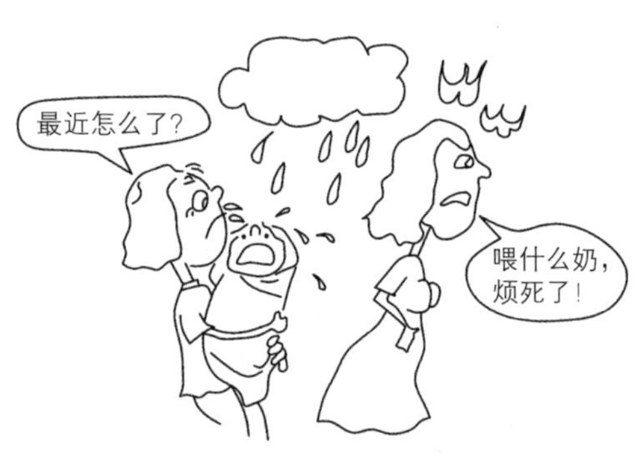

有资料显示产后3个月内发生精神障碍和精神病的妈妈比正常人群的发病率高很多。产后1周内是发生精神障碍的高峰期，在10个产妇中，大约就有1个患有产后抑郁。产后1周，大约有一半的新妈妈会出现没有明显理由的悲伤和焦虑，并常伴随着哭泣，一般这种情况在2周内会自动减缓。产后2周内发病者约占产褥期精神病的50%以上，产后4周内发病者约占产褥期精神病的80%。有一种观点是，产后抑郁比产前抑郁更严重，而且，越是学历高的女性，越容易发生产后抑郁，症状从轻微到严重都可以见到。有的新妈妈在产后几天出现抑郁，有的则在1年后才出现，症状可持续几周到1年。产后抑郁的表现多为新妈妈频繁哭泣、易怒、疲劳，容易有犯罪感、焦虑感，以及感到不能照顾自己和宝宝。

新妈妈产后抑郁或情绪低落，对自己的健康和宝宝的成长发育都是不利的。有数据显示，约75%的抑郁妈妈，其宝宝长大以后都发生了行为问题。新妈妈的抑郁会使宝宝罹患慢性疾病的概率增加，身体素质降低，很容易感染疾病，甚至发生意外事故的危险性都大大增加。

（2）为什么会发生产后抑郁

内分泌因素

医学研究揭示，在怀孕的后期，准妈妈体内的雌激素、黄体酮水平明显升高，皮质激素、甲状腺素也不同程度增高，这些变化会使新妈妈产生幸福愉悦的感觉；但是，随着宝宝的出生，这些激素都迅速下降，影响了高级脑神经活动，因此新妈妈出现爱哭、委屈、内疚、悲观、紧张、恐惧等抑郁症状，甚至有轻生念头。

新妈妈或宝宝生病

医学研究揭示，在怀孕的后期，准妈妈体内的雌激素、黄体酮水平明显升高，不管是妈妈自己还是宝宝生病都容易使新妈妈精神紧张，由此产生压力，压力可以诱发产后抑郁。另外，早产也会造成新妈妈的情绪变化，乃至精神抑郁，因为宝宝的提前到来加剧了妈妈的心理负担，一切都还没有准备好，既担心早产宝宝的健康与发育，又对自己没有完全做好做妈妈的准备而感到焦虑不安。

产前问题

产前就存在的一些问题，如诊断胎儿可能存在发育异常，或者新妈妈曾经发生过产前抑郁症，或者新妈妈没有确定是否要生下宝宝，或是由于某些家庭原因或社会因素的压力而怀孕要的宝宝等，凡此种种没有得到很好解决的问题，都会让新妈妈在产后更容易发生心理失衡。

亲属关系

医学研究揭示，在怀孕的后期，准妈妈体内的雌激素、黄体酮水平明显升高，当丈夫或公婆等家族亲属对宝宝的性别不满意时会给新妈妈带来很大的情绪压力。必须承认，在中国，重男轻女的传统观念始终存在，个别地区、个别家庭还非常严重，新妈妈对此都会感到委屈和无助。此外还有坐月子期间接触的人与事也会成为诱发因素，如丈夫的不体贴行为、不和谐的婆媳关系都会给新妈妈带来不满情绪和压力，严重者甚至会导致婚姻的解体。

睡眠质量

无论什么原因，当新妈妈无法保证充足的睡眠时，就会感到深度疲惫，因此很容易产生委屈、烦躁、易怒等情绪，甚至对丈夫和宝宝产生怨恨。个别抑郁症严重的新妈妈还会对丈夫和宝宝痛下杀手或者选择自杀。

经济困难

对于经济困难的家庭，宝宝的出生会加剧经济困难的程度，新妈妈忧虑今后的生活问题也容易引起抑郁发生。

（3）产后抑郁自我测评

如何知道自己是否有产后抑郁呢？下面给新妈妈们介绍一个测评量表。

新妈妈可以通过自我测试对自己进行评价，看看最近两周内是否有以下表现和感受。

①白天情绪低落，夜晚情绪高涨，呈现昼夜颠倒的现象。

②几乎对所有事物失去兴趣，感受到生活无趣无味，活着等于受罪。

③食欲大增或大减，新妈妈体重增减变化较大。

④睡眠不佳或严重失眠，因此白天昏昏欲睡。

⑤精神焦虑不安或呆滞，常为一点小事而恼怒，或者几天不言不语，不吃不喝。

⑥身体异常疲劳或虚弱状态。

⑦思想不能集中，语言表达紊乱，缺乏逻辑性和综合判断能力。

⑧有明显的自卑感，常常不由自主地过度自责，对任何事物都缺乏自信。

⑨有反复自杀的意念或企图。

【评价标准】

①如果你在这 9 道题的答案中，有 5 道答“是”，且该状态

持续的时间为 2 周，那么就有可能是产后抑郁了。

②如果你在这 9 道题的答案中，只有 1 道答“是”，但每天都出现，那么就应该警惕产后抑郁了。

③如果你不满足以上两种情况，但又感到有些情绪低落，那么就很可能是产后抑郁了。

2. 让自己开心起来

出现产后抑郁怎么办？让自己开心起来。怎样才能开心起来？新妈妈要有正确的认知，才能有正确的应对措施。

（1）产后抑郁可以自愈

如果是因为激素变化导致的产后抑郁症状是可以自愈的。通过到医院进行相关检查，确诊之后，新妈妈只管放心地照料宝宝，管理好自己的心情，静待身体重新适应激素水平的变化，抑郁就会悄悄地来，再悄悄地走了。

（2）创造良好的产后恢复环境

夫妻提前进行心理准备，协商迎接宝宝的各种准备措施。如在新妈妈从医院回到自己家里后，限制前来探望的人，或者可以暂时关掉手机，为自己和宝宝创造一个安静舒适、无吵无扰的修养小环境，营造一个世外桃源。

（3）重视产后饮食管理

清淡又营养的食物对新妈妈的心情是很有益处的，不饮酒，不喝可乐及咖啡等刺激饮品。保持胃肠舒适，有助于产后恢复，有助于好心情的建立。

（4）适度活动

新妈妈可以根据自己的实际状态来选择适度的家务劳动、身体锻炼或者是参加有益的活动，包括出门散步、室外慢走、练产后瑜伽等。适度的活动不仅能够转移新妈妈的注意力，将新妈妈从长时间关注在宝宝或者烦心事上的精力转移开来，而且能够丰富新妈妈的产后生活，让身体得到锻炼，让心情得到放松，从而带来愉悦的心情，有效避免抑郁的发生。

（5）争取充足睡眠时间

产后的睡眠很重要！新妈妈要有统筹意识，抓紧一切机会，创造一切可能，珍惜每一个睡眠的机会。

（6）学会寻求帮助和自我心理调适

新妈妈一方面要注重与家人和朋友保持沟通和联系，不要孤立自己；要学会寻求丈夫、家人、朋友的帮助。主动沟通，让家人充分了解自己的产后情绪变化及需求，给自己提供帮助。另一方面要学会进行自我心理调适，科学应对产后抑郁。有了宝宝后的生活变化很多，坦然接受这些变化有助于新妈妈摆脱消极情绪。改变新妈妈的价值观也有助于心理调适，主动调整对自己、对丈夫、对宝宝以及其他亲人的期望值，换位思考，相互理解，甚至是对生活的看法——不要只看到人生沮丧、苦难等消极的一面，更要相信欢乐、成功等美好的事情也是会到来的，以积极的心态面对一切。这些举措都会有助于自己摆脱抑郁。

（7）勇敢面对，寻求科学治疗

新妈妈一旦出现产后抑郁的症状，不要害怕，也不要轻视抑郁症对健康的危害性，不要讳疾忌医，要及时寻求专业医生的指导以求控制病情。根据不同的症状类型和严重性接受不同的治疗方案，如接受心理治疗和参与支持小组。

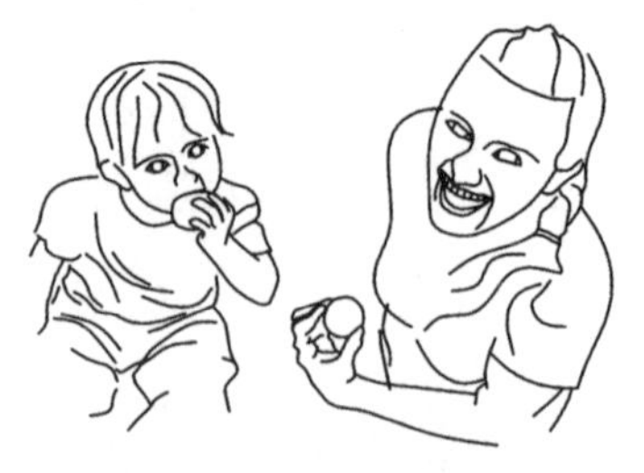

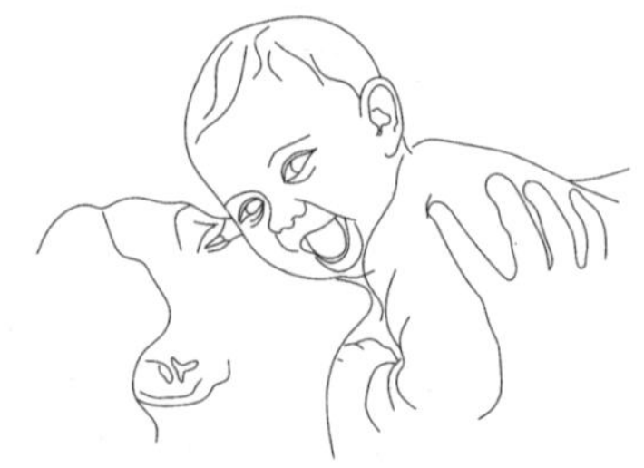

3. 来自家人的贴心照顾是新妈妈抵御抑郁的重要法宝

产后是新妈妈人生的一个特殊时期，家人的理解和贴心照顾可以很好地满足新妈妈身体和心理两方面的需求，情绪也可因之得到稳定。有了家人的理解和无微不至的照顾，虽然在身体上经历了生产而疲惫不堪，内分泌也发生了很大的变化，但新妈妈还是会感受到幸福，感到庆幸。因为这时候的新妈妈也像一个宝贝被全家人细心呵护着，不管是生理上还是心理上都可以得到家人的全面关照。让新妈妈处于愉快的情绪、无忧的状态中，就会有助于更快、更好地恢复身体健康。

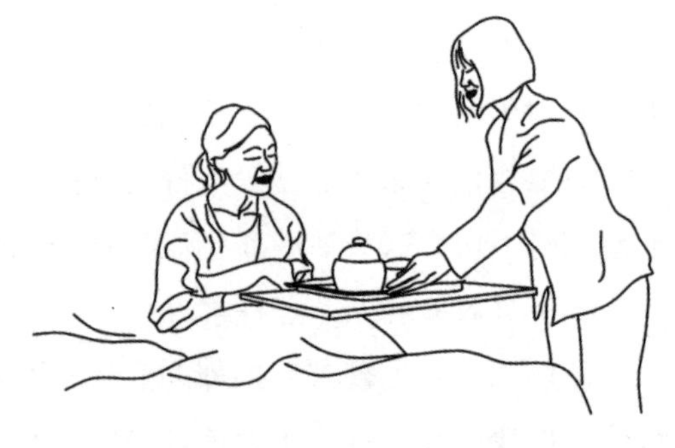

综上所述，新妈妈一定要告诉自己，做一个积极阳光的新妈妈！

新妈妈产后心理的健康与否，对自己、对宝宝、对家人都会产生影响。一个消极、抑郁的新妈妈会让身边的人都陷入痛苦状态，而一个积极、阳光的新妈妈能给自己及身边的人带来欢乐，增加幸福感。当有情绪的时候，新妈妈如果做不了自我调节，就要与丈夫、家人、朋友、医生或者有相同经历的人探讨，既不要压抑自己的情感，也不要对其置之不理，因为坏情绪不会自然消失，只会被隐藏起来或者转换成其他能量，最终可能以不良的行为表达和发泄出去。建议新妈妈每隔一段时间就暂时放开宝宝及日常家务给自己一个放松的机会，可以在适当的时候走出家门，走走路，透透气，散散心，对保持良好心情、培育阳光心态很有帮助。这种暂时性的躲避对遭受产后抑郁症的新妈妈尤为重要。宝宝是新妈妈的希望之源，但是，在培育宝宝的过程中，新妈妈也面临很多的困难和挑战，比如如何照料好宝宝的日常，宝宝生病了怎么办，无人帮忙时该如何应对等一系列的问题。如果新妈妈在这些方面都能够持有积极向上的心态，那一定会拥有更多的幸福感。

新生命的降临一定会给新妈妈及家人带来无比多的欢乐，这种幸福感可以让新妈妈更加自信。所有的幸福感、自信等积极、正面的心态都是需要新妈妈用心去感受的，所以要做阳光、积极的新妈妈，多一份阳光，就多一份欢乐。

五、如何修炼成为辣妈

1. 产后要不要进行体型管理

古语有云：“窈窕淑女，君子好逑。”对女人而言，生孩子不能成为保持自己容貌姣好与形体健康的障碍因素。爱美之心，人皆有之，尤其是二十一世纪的女人，即使在产后，也无法放弃爱美之心。但是，要提倡注重外在美与内在美的同时在线。容貌依旧是比较容易获取的，但形体的保持需要花费一些力气。期待产后的体形能够恢复到孕前的风韵，成为一道靓丽的风景，这是每个产后女性的心理期许。这一点勿须讳言，并且可以大力提倡。因为健康的美丽可以使女人更幸福，更自信。下面让我们来聊一聊如何修炼成为辣妈。

处在生育年龄的新妈妈，生理上、心理上都属于生命力旺盛的成熟个体，只要进行合理的产后调养，很快恢复到产前的身体状态是完全可以达到的目标。并且，恢复到孕前状态不仅是新妈的心理与生理需求，更是当今时代所倡导的工作和生活态度。

2. 新妈妈变形记

腹部

新产后新妈妈的腹部会缩小，但看起来仍然会像 3～5 个月妊娠般大小，部分原因是由于子宫还处在胀大状态。另外，孕育胎儿的过程中，腹部皮肤随着子宫的膨大也在向外扩充，肌纤维增生，弹性纤维断裂，因此在产后出现腹壁的松弛，这种变化至少需要 6 周恢复。怀孕期间出现在妈妈下腹正中部位的浅色素沉着也会逐渐消退。孕期出现的紫红色妊娠纹绝大多数成为永久性的白色旧妊娠纹，极少数人会完全消失。坚持母乳喂养的妈妈腹部变形会得到较快恢复，原因在于宝宝有力而频数的吮吸刺激会促使妈妈大脑分泌促使子宫收缩的激素而促进子宫复旧。另外，腹部肌肉在伸展后不容易进行自主收紧，运动可以促使腹肌收紧。

乳房

乳汁是乳腺分泌的。产后妈妈体内的雌激素呈低水平状态，而催乳素呈高水平，产后的乳房会变得稍微柔软，顶部不太圆，乳晕颜色较深，有些新妈妈会感觉乳房皮肤紧张，甚至有结节并伴有疼痛感，这些都是机体在为泌乳和哺乳做准备。妊娠期乳腺持续发育，乳房需要更多的脂肪组织来保持乳房的形状。但是，哺乳结束后虽然乳腺萎缩了，脂肪组织却没有完全恢复，结果就是乳房变形。如果新妈妈孕前的乳房本来就很大，那么产后的乳房下垂就会比较明显，因为增加的体重会使乳房的支持组织扩张。所以，需要穿有承托的乳罩以减轻乳房下垂的重量。

头发

新妈妈大多会有严重的脱发现象，不要过度烦恼。产后脱发的原因是孕期体内雌激素分泌增加；产后 3 个月内，随着宝宝的出生，妈妈体内的雌激素含量下降，头发的生长也因此受到影响，表现为头发大量脱落。事实上，头发只是看上去脱落了很多，最终还是会恢复到妈妈孕前的数量。有些妈妈在孕期头发颜色变深，这种变化有可能是永久存在的。

皮肤

除了腹部妊娠纹，怀孕期间妈妈全身皮肤都可能发生变化。有些妈妈全身肤色变深，有人皮肤上原有的痣会长大，颜色会加深，有人脸上长粉刺，有人脸上出现雀斑或者是淡褐色的妊娠斑，称为“黄褐斑”，这些变化都是因为雌孕激素在整个孕期的变化和机体为适应胎儿生长所需而发生的变化，绝大部分在宝宝出生后会逐渐恢复。“黄褐斑”一般出现在鼻子、颧骨、前额、上唇和眼睛周围，通常在产后 6 个月内逐渐消失。怀孕期间或产后妈妈的皮肤上还可能长出息肉，这些小量的皮肤增生都是可以通过激光等手段轻易去除的。

四肢

怀孕期间出现双腿、双手或双脚肿胀，排除疾病情况下的肿胀在产后都会消失（疾病状况下的肿胀需要给予重视，寻求专业医生的帮助和治疗）。很多准妈妈都发现她们的脚变大了，孕前的鞋子变小了，这一变化在有些人会恢复，有些人可能成为永久性改变。还有的准妈妈会出现静脉曲张，有的人在产后静脉曲张会消失，但蜘蛛细纹很可能永远存在。准妈妈的手指甲和脚指甲也长得很快，这种变化也将在产后一两周内恢复到孕前状态。新产后指甲也可能会变得容易断裂，但随着孩子的长大都会逐渐恢复。

3. 看专家论辣妈养成

想成为辣妈，需要做到以下几点。

及时排尿

建议在产后4小时小便。因为在分娩过程中，胎儿从子宫经产道出生时膀胱受到挤压，黏膜会充血，肌肉张力会降低，加上新妈妈会因为会阴伤口疼痛或者是不习惯于卧位排尿等原因，容易导致尿潴留发生，使膀胱胀大，妨碍子宫收缩，该情况持续不缓解可引起产后出血或膀胱炎。

尽早下床活动

产妇在顺产后4～6小时、剖宫产后12～24小时后就可以下床活动了。及早活动有助于子宫复旧和恶露的排出，有利于各项生理功能及体力的恢复。

母乳喂养

宝宝频繁地吸吮所产生的反射刺激会使子宫的恢复加快。无论何种原因不能母乳喂养的新妈妈可以通过按摩乳房或是热敷乳房的方式来刺激乳头起到类似作用。

子宫康复按摩

大多数的三甲医院都会在产妇分娩后24小时内指派产后康复医生为产妇子宫情况进行评估。顺产产妇在产后24小时即可进行子宫复旧康复治疗，剖宫产一般在产后5天进行。医院的子宫康复治疗包括子宫复旧仪、电刺激、手法按摩等，对子宫收缩、恶露排出都有很好的促进作用。产妇出院后，可以自己进行子宫按摩以促进子宫收缩。最简单的方法是以脐周为中心用手做顺时针环形按摩。

合理使用束腹带

产后使用束腹带可以有助于恢复腰腹曲线及下腹部的提升，不仅可以防止内脏下垂，还可以促进子宫收缩和骨盆回位，帮助身体慢慢恢复。对于剖宫产的新妈妈而言，束腹带还可以有效减轻伤口的张力，特别是在下床活动时，束腹带会对腰部起到支撑和保护伤口的作用，对于减轻术后伤口疼痛也有很大帮助。不过束腹带的使用需要注意度，在睡觉、吃饭时不要使用。

4. 新妈妈的日常保养

（1）如何减掉新妈妈多余的肉

产后发胖、体态丰腴是新妈妈的心头患。对于部分新妈妈来讲，面对自己臃肿的体形，即使是看着熟睡中天使般的宝宝也无法消除望向镜子里的自己时那忧郁的目光。怎样才能实现双赢——既满足婴儿的健康成长需要，保障母乳喂养，又能减去身上多余的脂肪，甩掉层层的游泳圈，恢复形体的美丽，这一定是新妈妈的最大心愿。

一般情况下，体形和体态的恢复需要半年至一年的时间。也就是说，哺乳期是新妈妈恢复体形的重要时期，从生活到饮食，从休养到锻炼，都需要有科学的综合管理。

建议新妈妈们根据中国营养学会推荐的每日每千克体重供给量标准进行计算，科学安排食谱。原则：品种丰富，荤素搭配；制定计划，规律运动。①根据自己的身高、体重、年龄制定科学合理的体重目标，制定合理的平衡食谱。膳食方案既要能保证自己和宝宝的健康营养需要，又要避免摄入过度导致脂肪堆积。②确定合适的活动量，制定规律的运动计划。根据自己的具体身体条件合理进行调整。建议每天要有 1 ～ 2 次的锻炼时间。也可以通过擦地、吸尘等日常生活，达到锻炼的目的。因为在此过程中，双手要用力前后推拉，身体前倾，双脚用力蹬地维持肌体的平衡，从而增加运动，减少脂肪堆积。③三餐热量分配比例 1/5，2/5，2/5；满足肌体对蛋白质、脂肪、碳水化合物、维生素、微量元素和矿物质、水及膳食纤维的需要量。尽量少食含热量高的奶油、奶酪、油炸食品、甜点等。

（2）喂奶会影响新妈妈的体形吗？

有些年轻的新妈妈认为给婴儿喂奶会影响自己的体形恢复，因而不愿自己哺乳，这是一个错误认识。正如前面讲过的，哺乳一方面有助于子宫复旧，另一方面，并非越胖奶越多——泌乳量并没有和体重有必然的线性关系。哺乳的新妈妈摄入足量的营养素就可以保证奶汁的量和品质了，不用增重，因此也不会影响体形。新妈妈也要注意控制体重在正常范围。至于某些女性在产后发现乳房增大过度，这和哺乳没有必然关系，而是在孕期增大的，原因在前面已经论述过，此处不再赘述。可以建议注意以下两点：①妊娠期与哺乳期要避免体重过速增长；②在怀孕后期乳房明显增大时，昼夜都戴上贴胸乳罩，目的在于将乳房托起，减轻乳房在重力作用下导致乳房局部的支持组织和皮肤过度伸张。

（3）新妈妈是否可以长时间看书或手机、电视等电子产品

中国人已经进入到无现金时代，网络成为每个人生活中不可或缺的组成部分。新妈妈一边给婴儿喂奶，一边看手机，或者是一边看电视的现象屡见不鲜。没有网络的地方越来越难找寻。那么新妈妈可以长时间看书或手机、电视等电子产品吗？

不可以

长时间看手机、看电视、看电子产品肯定会带来视疲劳，还会带给宝宝更多的辐射，肯定对稚嫩的宝宝的健康和发育不利。长时间看书也同样会产生视疲劳。新妈妈自己还在恢复期，身体的各个系统都需要休整，长时间看书、看手机、看电视、看手提电脑、看平板，容易产生双眼疲劳，视觉模糊，头颈腰背的不适感甚至肌肉酸困感。新妈妈产后身体处在虚弱的供血不足时期，对疲劳和各种感染因素的抵抗力弱，不仅如此，局部如眼睛也很容易生病，如发生屈光不正等眼疾。另外，眼部肌肉如果长期处于紧

张状态，就会调节过度，出现头痛、胸闷、恶心、眼睛胀痛、畏光等症状。因此新妈妈应当减少用眼时间，给眼睛同样休养生息的时间。

（4）新妈妈为啥总要睡

生孩子很危险也很累。刚分娩后的新妈妈都会感到十分疲倦，每天需要10小时左右的睡眠，而充足的睡眠有助于生殖器官及全身各器官功能的恢复。温馨提示：新妈妈要注意睡姿不要单一，仰卧侧卧交替，多翻身，多活动。因为持续的仰卧位睡姿可以造成子宫后倾位，引起腰痛甚至影响下次受孕。

（5）如何处理各种身体不适

口渴

产后失血和大量出汗造成体液消耗量大增，因此感到口渴，不属于病态。可以多吃水果，多喝水。也有建议说可以喝孕妇奶粉，或者是喝炒米水、煮红茶，必要时还可以加点北黄芪以药食同用。但如果经常出现严重口渴表现，建议及时去正规医院寻求专业医生的帮助。

体温升高

部分新妈妈在产后 3 ～ 4 天会出现体温升高，多数是因为即将泌乳，乳房的血管、淋巴管极度充盈，个别妈妈的体温甚至可达 38.5 ～ 39℃，一般可持续数小时，但最多不超过 12 小时体温即下降。这种情况不属于病态。可以通过按摩乳房、新生儿吮吸、人工挤乳或用吸奶器、电动吸奶器使乳腺管通畅后，体温自然下降。如果体温异常升高，或者是 1 天之内出现 2 次体温超过 38℃，此时应视为异常，有可能是产褥感染所致，需去医院接受检查；又或者是上呼吸道感染、乳腺炎、泌尿系统感染等，此类属疾病状态，均要到医院寻求专业诊治。

产后恶露

宝宝出生后，胎盘与子宫蜕膜脱落，血液及坏死蜕膜组织经阴道排出，称为恶露。正常恶露有血腥味，但无臭味，一般持续 4 ～ 6 周，总量可达 500 毫升。产后最初 3 天颜色呈红色称为血性恶露；之后的 4 ～ 14 天恶露颜色变浅呈淡红色称为浆液恶露。产后 14 天以后变成白色恶露，持续 4 ～ 6 周停止。

如多次出血，量少，颜色暗红，伴见腰酸腹痛等表现可能是宫内感染，建议做 B 超检查。如为鲜红色且无其他不适，可考虑为月经。因为产后的初次月经常常由于卵巢功能尚未恢复而紊乱不规则，此时也应做B超检查以鉴别诊断。

肌肉酸痛

新产后部分新妈妈会出现手、脚、背部等处的肌肉酸痛，尤其是产程过长或平时很少运动的新妈妈，更容易出现肌肉酸痛，这是因为分娩时把腿长时间放在产床的脚蹬上，或身体下垫了一些东西，致使腿部长时间处于比较紧张的状态，加之分娩时用力大而久，或用力不当，当时只关注了腹部的疼痛，但在分娩后会发现胳膊腿及其他部分也出现酸痛。即使是顺产，或者时间很短，也有可能出现肌肉拉伤现象。缓解这类不适的最好方法是热水浴和按摩，产后适当做一些运动也能减轻症状。大多数情况下，这类疼痛无须服药即可自行消失。疼痛明显时可在局部进行热敷或理疗，也可采用针灸、中药熏蒸等，或到医院做超短波等物理治疗。

（6）告别产后疼痛小妙招

1）多排尿缓解膀胱痛

无论是自然生产还是剖宫产，出现尿频和尿时疼痛感，都提示尿道和膀胱可能受到感染。这是因为在整个生产过程中，膀胱都会受到胎儿先露部位的压迫，进入第二期产程时，受到压迫的程度更严重。长时间的压迫，一方面可能造成产后膀胱下垂，另一方面则可能直接伤害到膀胱，使得新妈妈在生产后出现排尿困难，甚至无法自解小便。生产过程越辛苦，胎头越大，新妈妈出现产后小便困难的概率越高。膀胱充尿的时间越长，膀胱受到伤害的可能性也越大。自然分娩的妈妈由于产程过长，排尿不顺畅，尿液积在膀胱无法排出，所以会感觉小腹胀痛。在产后，膀胱的肌肉暂时无法恢复，还比较松弛，也容易积存尿液。妊娠后期体内潴留的水分在产后也主要通过小便排泄，因此增加了膀胱的负担，降低了膀胱的防病能力，细菌容易侵入尿道引起膀胱炎，因此，新妈妈在分娩中，应该注意随时将膀胱内的小便排干净。产后宜多排尿，不要使尿液在膀胱里贮存过久，以免细菌繁殖，还要经常清洗外阴部，保持清洁。

2）缓解头痛有高招

产后头痛可能与激素分泌水平的变化相关。同时，压力大、感冒时、睡眠不足、体力透支的新妈妈容易出现头痛。

转移止痛法：头痛时分散对疼痛的注意力，如听故事、读书、与家人朋友交谈，可以起到缓解疼痛的作用。

呼吸止痛法：疼痛时深吸一口气，再慢慢呼出，然后慢吸慢呼，呼吸时双眼闭上，想象新鲜空气进入肺中，同时，心中默数1、2、3、4……

按摩止痛法：自己或他人点按太阳穴、百会穴、风池穴，用轻柔缓和的力度按摩3～5分钟。

3）自然生产伤口的护理要点

会阴部位包括阴道与肛门之间的皮肤与肌肉。如果该处有缝合，或是生产时由于婴儿的头部通过造成了瘀血，这个部位就会感到非常疼痛，但这种疼痛一般在产后1～2周会逐渐减轻。即使是顺产也有可能发生会阴部的撕裂或者是需要侧切。伤口缝合就会有创口性疼痛和会阴水肿；伤口缝线紧勒会引起持续性水肿性疼痛；伤口里面出血形成血肿会引起明显的胀痛；伤口肠线未吸收或伤口纤维组织增生引起的硬结，分别会在产后引起未吸收痛及硬结性痛，特别是在起立活动或者受压迫时伤口受到牵拉导致疼痛加剧，所以新妈妈会有会阴痛。会阴部的轻度水肿一般会在产后 2 ～ 3 天逐渐消退，而骨盆底部的水肿和瘀血大约需要 1 周时间恢复，组织张力也会逐渐恢复。

4）缓解产后会阴痛的方法

①坐立时，注意将身体重心转向一侧，减轻伤口受压迫的程度。当伤口出现肿胀、疼痛、硬结并在挤压时有脓性分泌物时，必须及早在医生指导下服用抗生素，或者是拆除缝线让脓液流出，可以减轻疼痛。

②上厕所排尿时，身体向前倾而坐，还可以采取半蹲的方式，以免过度疼痛。在使用卫生纸的时候，擦拭的方向也是由前向后，以避免接触过肛门的卫生纸碰到阴道。

③伤口未愈合时可以用云南白药粉局部涂覆。

④坐浴。伤口已经愈合但是水肿仍存时可以坐浴。养成勤泡温水的习惯，一天最好泡 4 次，一次 15 分钟，如此可帮助缝线的吸收，也可促进血液循环。一般在伤口没有感染的情况下，用清水即可。最好不要加入其他的清洗药液，因为会致伤口过分干燥而蜕皮或紧绷，造成疼痛加剧。

⑤伤口水肿时，如果缝合线勒得太紧导致疼痛持续不减，可用 95% 乙醇纱布或 50% 硫酸镁溶液局部湿敷，每天 2 次，水肿减轻后疼痛会随之消失。

⑥伤口血肿引起的胀痛应及时去医院切开血肿并取出血块，同时服用抗生素预防感染。

⑦坚持做基本的盆腔收缩运动。

⑧会阴伤口拆线后，要注意防止排便时用力向下屏气，以防伤口重新裂开，同时还要特别注意预防和治疗便秘。产后要勤锻炼，早下床活动，多吃蔬菜水果，多饮水，保持大便通畅，必要时可服缓泻剂或用开塞露通便。

5）剖宫产伤口的护理：抵抗力较弱的新妈妈容易出现伤口感染。瘢痕体质的人，瘢痕会越长越大，不但影响外观，还会有瘙痒的困扰。建议这种体质的新妈妈产后不久就开始使用硅胶片，以减少蟹足肿发生。由于手术伤口范围较大，表皮的伤口在术后 5 ～ 7 天即可拆线或取出皮肤夹，完全恢复的时间需要 4 ～ 6 周。其他还须注意的事项如下。

①剖宫术后少用止痛药物：一般在术后 6 小时左右，随着麻醉药物作用的消失痛觉恢复，新妈妈开始感受到伤口的剧烈疼痛。如果疼痛不能耐受，为了能够很好地休息，可在手术当天服用一些止痛药物，之后尽量不要再使用止痛药，以免影响肠蠕动功能的恢复。伤口疼痛一般在 3 天后可自行消失。每天用手指头轻轻按摩伤口 3 ～ 5 分钟，有助于减少瘢痕产生。

②术后建议多翻身：麻醉药物对肠蠕动有一定的抑制作用，可以引起不同程度的肠胀气。因此建议多做翻身动作，这样可以促进麻痹的肠道蠕动，使功能得到快速恢复。

③休息宜取半卧位：剖宫产术后的新妈妈身体恢复与阴道自然分娩者相比要慢得多，因为自然分娩的新妈妈在产后 24 小时后就可起床活动，而剖宫产术后的新妈妈做不到。因此，剖宫产者更容易发生恶露不易排出的情况，但如果采取半卧位，配合多翻身，那么就会促使恶露排出，避免恶露淤积在子宫腔内引起感染而影响子宫复旧，同时还有利于子宫切口的愈合。

④保持切口清洁：切口的干燥与清洁很重要！术后2周内禁止全身淋浴，可以擦浴，2周后可以淋浴。恶露未排干净之前禁止盆浴。伤口未愈合前请一定保持局部干燥清洁，可涂碘伏。伤口较平的人使用透气纸胶带，易过敏和瘢痕体质的新妈妈可在医生指示下使用硅胶。如果见到伤口发生红、肿、热、痛，切不可自己随意挤压敷贴，应及时就医，寻求专业医生的帮助。

⑤尽量早下床活动，切不要以伤口疼痛为借口静卧不动。只要体力允许，新妈妈应该尽早下床活动，并逐渐增加活动量。这样不仅可增加肠蠕动的功能，促进子宫复旧，还可避免发生肠粘连、血栓性静脉炎等并发症的发生。下床时先行侧卧，以手支撑身体起床，避免直接用腹部力量坐起。最后，在咳嗽、笑、下床前，注意以手或束腹带固定伤口部位。

6）产后痛不可怕

大部分的新妈妈在产后都会出现子宫收缩疼痛，即所谓的“产后痛”。产后痛的原理和生产时的子宫阵痛一样，都是子宫间歇性的收缩引起的，通常会持续2～3天。产后子宫收缩的目的在于帮助子宫将内部残余的血块排出以促进子宫的恢复。通常第一胎产后的子宫，肌肉收缩有力，能够持续收缩，残血排除较好，所以产后痛的感觉不明显。第二胎以后的子宫由于子宫肌力量较差，无法持续收缩，只能间歇性地收缩用力，所以疼痛的感觉就会比较明显。多胞胎或是羊水过多的新妈妈容易出现产后子宫血块没有排空，子宫必须努力收缩以排出残血，也会有较明显的疼痛。另外，用过促进子宫收缩药物的新妈妈大多会感到强烈的子宫收缩痛。宝宝吸奶的时候也会刺激大脑分泌子宫收缩的激素，此时新妈妈也会感到明显的疼痛。一般不用特殊处理。但是如果产后痛的程度很强烈，引起身体明显的不舒服或是焦虑失眠，可以采取以下步骤改善。

①告知医生，视情况停止使用子宫收缩药物或减量。

②请医生开镇静止痛药。

③下床走路，帮助子宫积血排空。

④采用俯卧的姿势，可以减轻疼痛。

⑤避免吃刺激性的食物或是冰冷的食物。

⑥按摩三阴交穴，或是背部膀胱经的相关穴道，可以减轻疼痛。

⑦为帮助子宫尽快回位，还要注意选择合适的睡姿，建议经常变换睡姿和卧姿。

⑧不可久坐，也不要用手臂支撑身体哺乳，否则会引起腹痛、关节痛。

新妈妈自己要对产后子宫的变化进行观察，及时处理相应的变化，以免耽误治疗。严重的子宫疼痛可以使用抗生素、止痛药，或适当引流。如果感染是因子宫内有感染物无法排出则需要手术取出感染物。

5. 产后运动锻炼及康复训练

新妈妈在产后只要身体状况允许，就应该尽早开始锻炼。可以每天 1 ～ 2 次，也可以是每天多次但每次时间短一点。运动与锻炼是促进体形恢复的有效方法。要拥有好身材，就要坚持每个星期都进行规律运动，如慢跑、舞蹈等有氧运动。运动时还需保持愉悦的心情，良好的情绪是获得最佳运动效果的佐剂。科学的锻炼方法就是遵照生理规律来进行运动，不仅有助于体形管理，还可以给健康带来很多益处。增强心肺功能，减少心脏血管疾病的患病危险性，如高血压、心脏病、糖尿病等；控制热量的摄取量；为社交提供机会；调节松弛的肌肤，减少脂肪含量；有助于消除紧张情绪与精神压力；有助于减缓老化速度。

下面介绍几种适于新妈妈练习的运动方法，可以单做一项也可以做一组，应根据自己的体力选择。

（1）踏步运动

平卧后双脚前伸活动，也可抬起，上下踏步。这是产后可以做的第一项有助于防止踝关节和足部肿胀的运动。

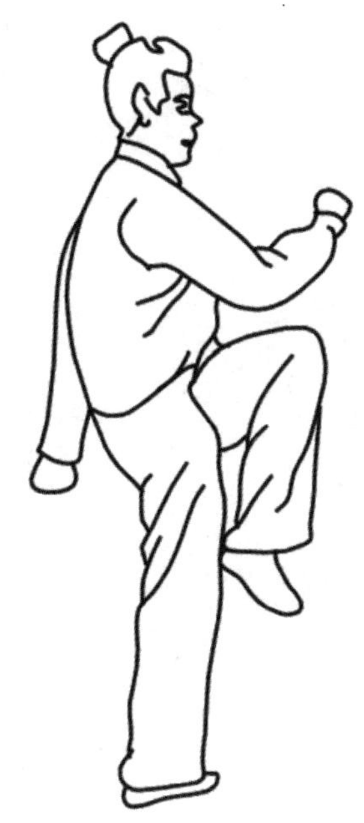

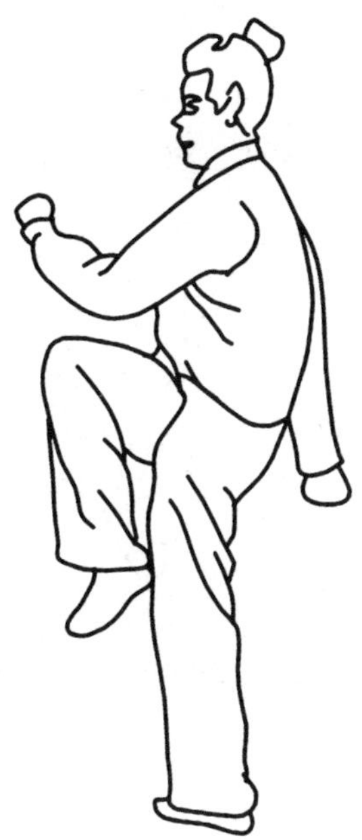

（2）仰卧运动

平卧，双膝弯曲，两臂平伸放在大腿上，抬起头和双肩，使双手触碰膝盖。

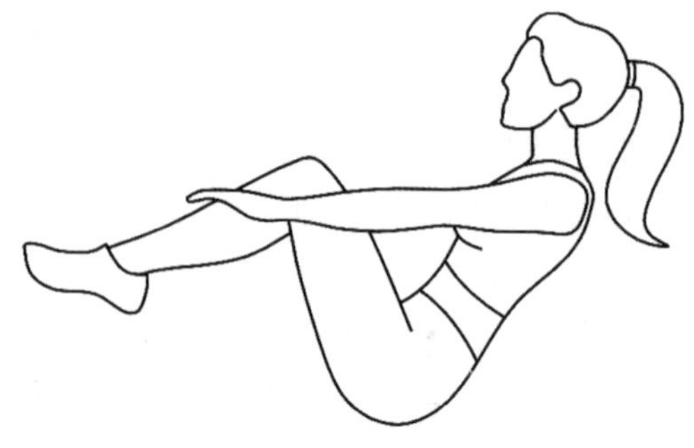

（3）腹肌运动

平躺在床上，双膝屈起，双手放在腹部。收缩臀部，将后背压向床面，然后放松，多次重复。

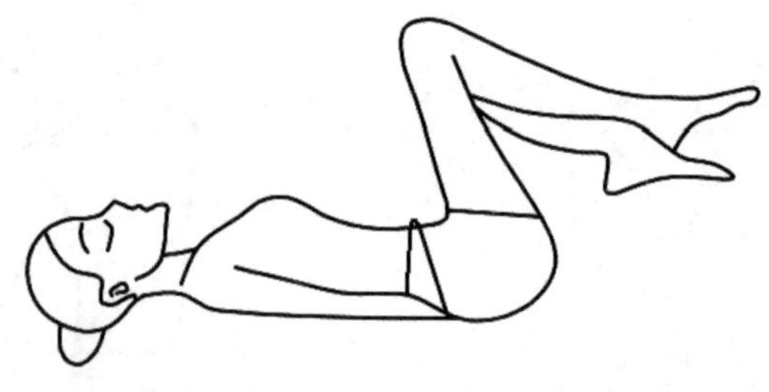

（4）胯部牵拉运动

平卧，一条腿弯曲，另一条腿伸直并屈曲足部，即足跟向前，然后再回缩，双腿交叉练习。注意膝盖不要弯曲，也不要弓背。

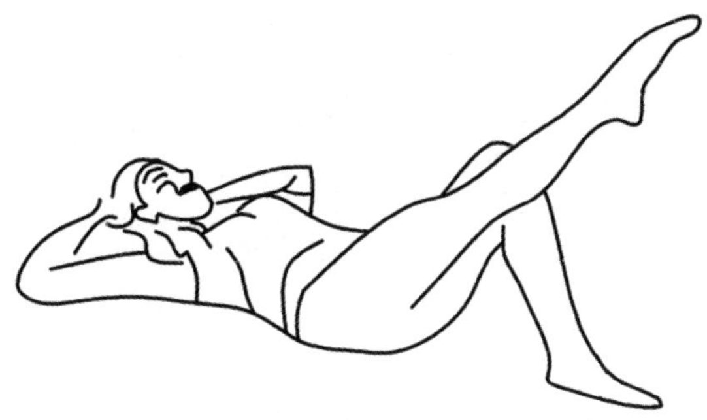

（5）起步运动

坐直，双臂在胸前抱拢，吸气，骨盆向前抬起，再缓慢向后，直到腹部肌肉紧张起来，保持数秒，此时尽量保持正常呼吸。

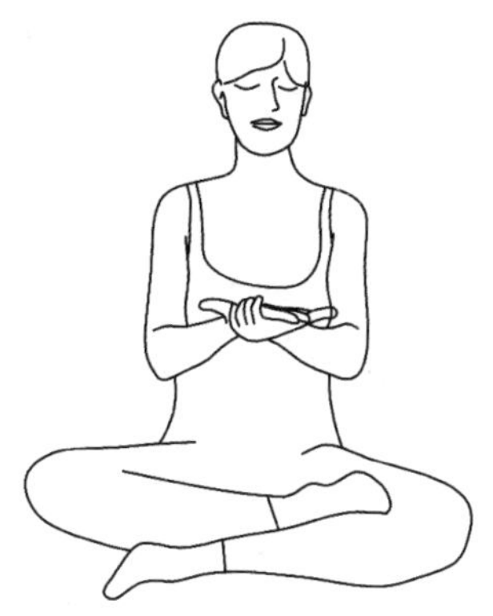

（6）猫步练习

双手双膝着地，背部平直，双臂垂直。向前蜷起一条腿，使膝盖尽量向前，然后将腿向后上方伸直，抬头伸长颈部，注意从头到脚跟保持一条直线，维持数秒后放下。交替做另一侧。

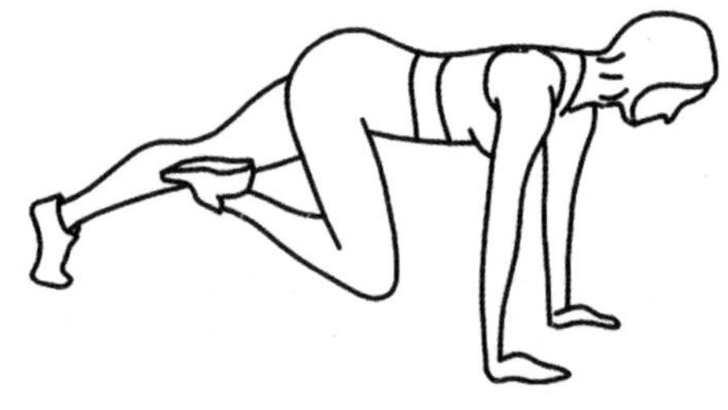

6. 自我按摩保健

（1）脸部按摩

这是洗脸时肌肤保养的基本方法。2 ～ 3 次 / 周。

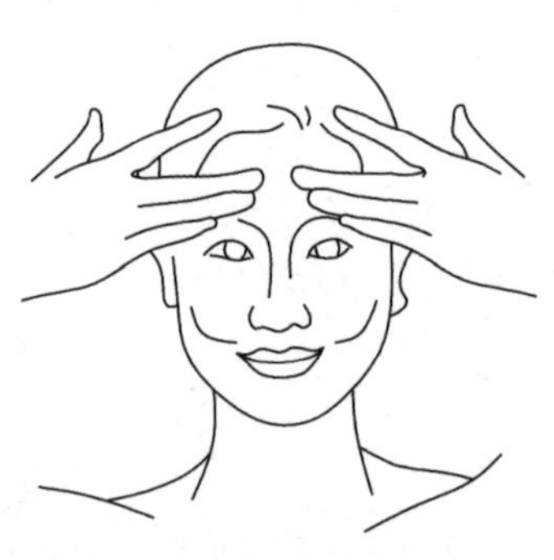

功效：不但可以促进局部皮肤的血液循环，还可促进新陈代谢。

具体操作：从面部的中心水平向外侧，单方向进行。

要点：不可用力揉搓；放松状态下按摩；眼睛周围不可涂抹乳液（可能引起浮肿）。

（2）乳房按摩

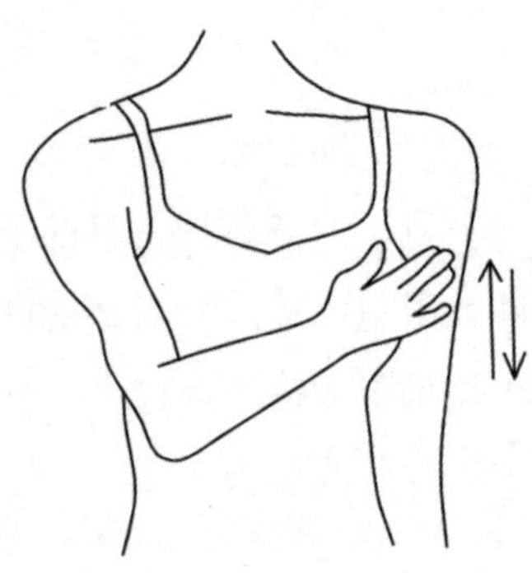

功效：新妈妈做胸部按摩不仅有助于乳房的恢复和健美，还有助于预防或治疗乳腺疾病。

具体操作：①掌摩乳房。先用右手掌面从左锁骨下向下用柔和均匀的力量推摩至乳根部，再向上推至锁骨下，进行 3 个来回，左右交替；继用右手掌面从胸骨处向左推摩左侧乳房至腋下，再返回至胸骨处，进行 3 个来回，左右交替。②提揪乳头：用拇指、食指指腹轻轻捏住对侧乳头，提揪 10 ～ 20 次。

要点：用力不可太大，乳头凹陷者可多揪几次，用力相对大些。

（3）腹部按摩

功效：不仅可以改善腹部的血液循环增强体质，还有助于消除脂肪，对消化系统、神经系统等多种疾病都有辅助疗效。

具体操作：每天早晚仰卧在床上，先由上腹部向小腹推压 3 ～ 4 次，再依次按摩中脘穴、水分穴、气海穴、关元穴、水道穴和天枢穴等穴位。

要点：腹部按摩并不是简单的揉肚子！要选准基本穴位，按摩才会起到事半功倍的效果。

（4）腿部按摩

功效：让腿部肌肉变得紧实均匀。因为腿部的皮脂腺比面部皮肤少，更容易干燥缺水，所以肌肤细胞的代谢周期变慢，导致角质层堆积更多、更厚。按摩可以促进局部血液循环，改善局部的新陈代谢率。

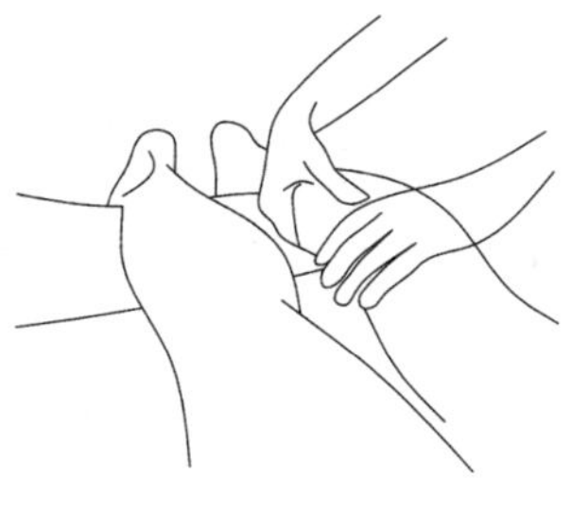

具体操作：①摩擦式：涂上乳液后，用手指在皮下脂肪较多的地方用力按压摩擦，在膝盖周围集中按摩，可使小腿前侧结实平顺。②抓拿式：用手指指腹抓出皮下脂肪，由小腿内侧、外侧的中心线开始，使用稍感痛觉的力道，有节奏地持续进行。③搓揉式：抓住脂肪多的地方，以大拇指用力搓揉按摩。

（5）热水泡脚

中医认为，足部是足三阴经、足三阳经的起止点，与全身所有的脏腑经络均有密切关联。坚持用热水泡脚，可以促进足部甚至全身血液循环，通过经络改善脏腑功能，同时可以降低局部肌肉张力，此外还能消除疲劳，改善睡眠。

六、关注自己的乳房——新妈妈的乳房管理

女性的乳房永远和生命健康、美丽联系在一起。乳房是女性身体里最脆弱的器官，病变率非常高。现代女性活跃在社会生活的各个层面，在拥有和男性一样的机会和精彩生活之外，也承担着更多的压力与负荷，乳腺肿瘤的高发生率也与这些因素有着密切的关系。乳腺癌在女性恶性肿瘤中占第一位。有资料显示，全世界每天有 3000 多位女性被诊断乳腺癌，每天有 1000 多位女性死于乳腺癌。而我国女性的乳房健康问题更是到了谈乳色变的地步——中国每年新增乳腺癌患者 20 万人，因乳腺癌死亡 4 万人，并且每年以 3% ～ 5% 速度在增长。在 25 岁以上的中青年女性中，各类乳房问题发生率高达 70% 以上。新产妈妈的乳房更是脆弱，因此，产后一定要注重对乳房的呵护。

1. 怀孕和生产对乳房有哪些影响

从怀孕开始，新妈妈的身体一直不断地发生变化，其中乳房的变化是最为明显的，乳房会暂时性地变大。哺乳期间，乳房迅速胀大而坚实。随着规律哺乳，乳房也会呈现充盈、排空、再充盈、再排空的规律。乳汁分泌越丰沛的新妈妈，乳房大小的变化

也就越明显。分娩后的第 2 ～ 3 天，乳房会变大，并逐渐坚实，局部温度增高，开始分泌乳液。乳汁开始分泌后，全天都可能漏奶。为了保持乳房清洁，可以在乳罩里衬上乳罩垫或干净的手帕并及时更换。

乳头也会增大。同样的，每天也要注意保持乳头的卫生，可以用清水或婴儿液冲洗，但不要用肥皂，因为肥皂可能会使皮肤干燥或乳头裂开。产后每天洗浴之后或是喂完宝宝之后，轻轻擦干乳房及乳头部位。在适合的环境下，可以将乳头暴露出来，但不用脱下乳罩。建议使用前开的乳罩。

产后若未进行哺乳或不再哺乳，就会退奶。退奶或是产后瘦身都会影响乳房的大小。若瘦身成功完全恢复到孕前体重，通常乳房也会恢复至孕前大小。宝宝断奶时注意选择合适的时间，妈妈可以选用合适的药物帮助自己退奶。

2. 如何防止乳房下垂

如何能使乳房最大可能地恢复或是防止乳房下垂呢？答案是科学合理的锻炼。依靠内衣可以调整胸型，适当的运动与按摩也可以雕塑产后新妈妈的身体。虽然乳房自身没有肌肉，但可以通过锻炼来保持乳房的性状。缩短乳房上与胸肌连接的纤维，可以保持乳房的坚实。例如“上肢抬起”就是一个很好的锻炼方法。可以在宝宝断奶后开始，也可以从一开始哺乳就用。可以站立做，也可以坐着做。坚持练习，一般在 6 周后就可见效。具体步骤：把手抬起，与肩同高；用左手抓住右前臂，右手抓住左前臂，同时抖动双手，向肘侧推压。反复做几遍，以身体承受能力为限即可。

下面给新妈妈介绍几个有助于乳房塑型的乳房健美操和按

摩操。

（1）按摩乳房

每天坚持对乳房进行按摩。沐浴后或睡前，在乳房上涂上液性的护肤膏。左手按摩右乳房，右手按摩左乳房，从下、上、左、右向中心点做推、揉、摸。每天按摩 10 分钟，可以让乳房内血管扩张，加快血液及淋巴组织液循环，使乳房组织充实，体积增加。

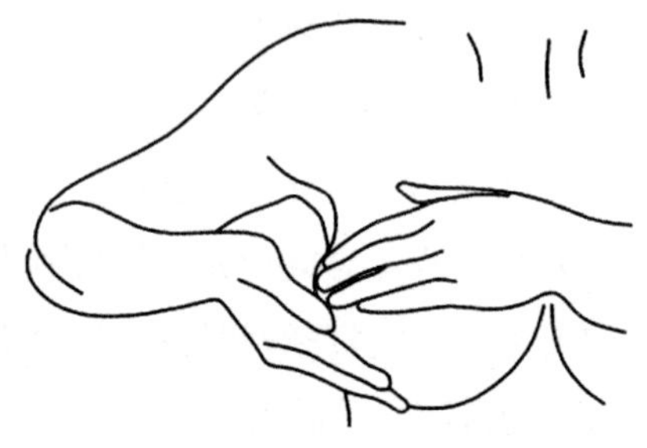

（2）塑型锻炼

端坐，脚、膝盖与骨盆同宽，分开；头向正上方拉伸，展开后背的筋骨；两手前伸、平举，掌心向下，放于与地板平行的高度；充分吸气，做好准备。吐气的同时，保持腰部不动，让上身微微前倾；背部骨骼呈较缓的 C 形弯曲状态；脚跟向后使劲，双手向前，用力伸出；再次深吸气。一边吐气一边将两脚跟分开，上身向后倾倒；骨骼按照骨盆、腰椎、胸椎的顺序依次着地；手向正前方伸出，感觉到脚要离地时，边吸气边还原到上一个动作。

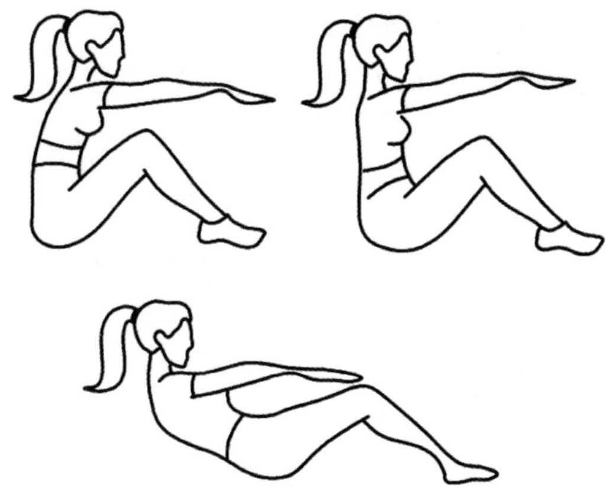

（3）运动锻炼

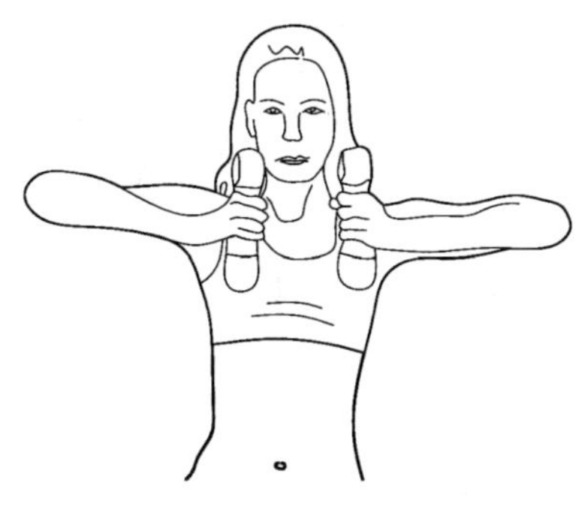

长期坚持做挺胸、扩胸运动之类的体育锻炼，适当地做游泳、划船等可加强胸廓、背部和全身负荷的体育锻炼，以预防产后乳房松弛。胸肌健壮发达可以促进乳房的发育和避免乳房过早地松弛下垂。胸肌的增大和紧实可使胸部整体突出，并增加乳房的弹性。

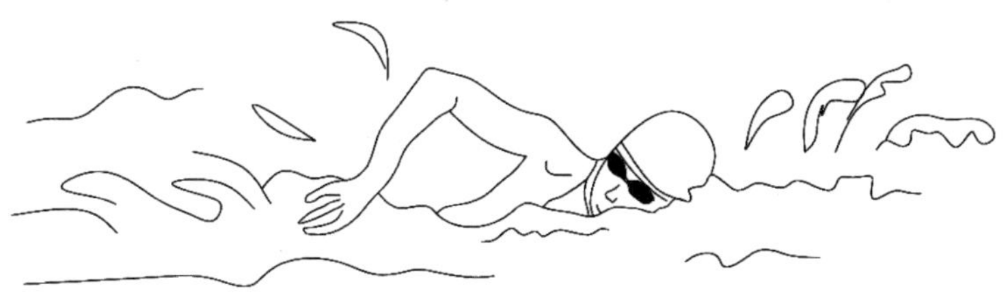

（4）养成收腹挺胸的习惯

坐立行走间，保持沉肩、收腹、挺胸、夹背，养成收腹挺胸的良好习惯。

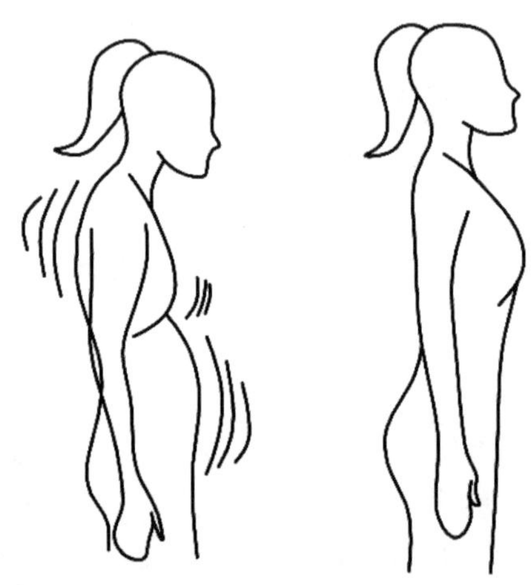

3. 乳房清洁与保养

（1）乳房清洁和保养的重要性

乳房的作用不仅仅是分泌乳汁来喂养宝宝，还是女性保持美丽不可或缺的重要部分，所以需要保养。新妈妈乳房的清洁与否，对于刚刚出生的宝宝来说至关重要。俗话说病从口入，在给宝宝哺乳之前，妈妈应该做好乳房的清洁工作。同时，乳房清洁对新妈妈乳房的恢复和健康也非常重要。清洁乳房，可增强韧带弹性、防止乳房下垂。注重乳房的清洁和保养，让母乳更加健康，让新妈妈更加美丽。

（2）乳房清洁和保养的方法

乳房清洁

清洁乳房时一般只需温水或清水即可。注意用一块专用的毛巾来清洗乳房。洗澡时，用冷热水交替喷洒乳房，可以提高胸部皮肤的张力，促进乳房的血液循环。可用棉球沾水或婴儿油清洁乳房，不建议使用碱性香皂，以免破坏皮肤的油脂层。

乳房保养

选择松紧适宜、附有钢托的内衣，给乳房起到支撑的作用及提托的效果。穿胸罩之前先让乳房自然干，每次哺乳前先洗手以预防感染。

饮食上建议适度摄入动植物蛋白质，可加量摄入植物性脂肪，但应控制过量的动物性脂肪摄入。多吃瘦肉、蛋、奶、豆类、芝麻等一些富含维生素 E、B 族维生素的食物，以保持乳房的健康美丽。

每天坚持做扩胸运动、推墙训练、仰卧推胸等锻炼运动，促使胸肌发达有力，增强对乳房的支撑作用，有助于乳房的塑性。每组做 12 ～ 15 个，每次做 5 组，每周 2 ～ 3 次，适宜在饭后 1 小时开始练习。

在每次喂宝宝之前，用温开水打湿毛巾，轻柔擦拭乳房及乳头部位，注意轻轻拍干即可，不可太用力，以免擦破娇嫩的皮肤。母乳喂养时，不要让宝宝过度牵拉乳头，每次哺乳后，用手轻轻托起乳房按摩10分钟。提倡母乳喂养也要注重及时断奶。一般建议周岁断奶。断奶前要有辅食添加，给宝宝一个适应期，这样对母子都有益。

合理使用乳房保健品可让新妈妈的身体更加健康。为了保护好新妈妈的乳头及减轻乳头的疼痛，可用乳头套保护。水凝胶、乳垫等就是较好的乳头保护品。

4. 乳房异常的应急处理

对于特殊的情况，需要做特殊的处理。例如有些产后新妈妈孕前患有乳腺小叶增生，剖宫产术后，因新妈妈和宝宝分离、有副乳腺、产后出血较多以及体质虚弱等情况，就容易引起较重的乳房肿胀、硬结、疼痛以及乳汁排出不畅、乳汁淤结、发热，甚至发生乳腺炎等。临床上一般采用热敷、按摩或挤出乳汁的方法来解决，有时还会用到抗生素。

（1）乳头平坦或凹陷

乳头平坦或凹陷常见的有先天性头颈短平、乳头内陷，多因为产前未完全纠正，乳房过度充盈累及乳晕部致使乳头被顶得较平坦。新妈妈可以更换适合的胸罩或进行针对性练习。

新妈妈在每次哺乳之前要放松，找到舒适的喂哺姿势；用湿热毛巾敷乳房及乳头3～5分钟后按摩乳房；挤出少量乳汁，使乳晕变软；捻转乳头，引起立乳反射，让宝宝吮吸到新妈妈的长乳头。在宝宝饥饿时，先让其吮吸平坦的一侧乳头，强的吮吸力很容易吸住乳头和大部分乳晕。应取环抱式或侧坐式喂哺宝宝，以便固定宝宝吸吮的位置。在哺乳后，可继续在两次哺乳间隙佩戴乳头罩。

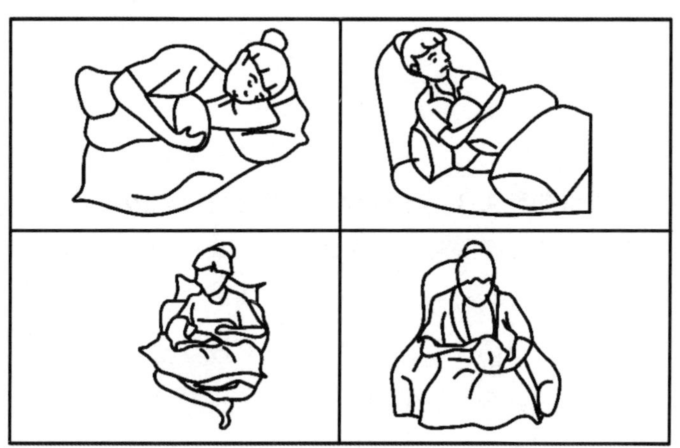

（2）乳头胀痛或出现硬结

当乳汁开始分泌时，新妈妈的乳房会变得比较热、重且疼痛，甚至如石头般硬。这时，新妈妈可以先对乳房进行几分钟的局部热敷，再用双手按摩。

（3）乳头微裂

乳头微裂是乳头表现为出现放射状小裂口，可能是宝宝含吮方式不正确，也可能是新妈妈分娩后喂哺宝宝的技巧不正确引起的。针对乳头微裂的情况，新妈妈在哺乳前后可以有不同的护理方式。

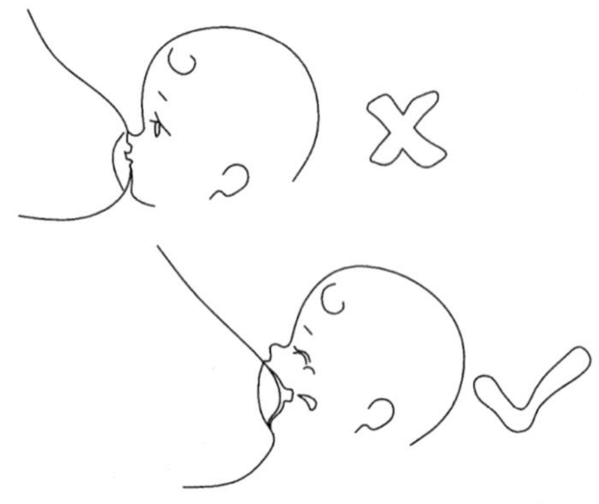

哺乳前，新妈妈先放松，找到舒适的喂哺姿势并坐稳，用湿热毛巾敷乳房和乳头 3 ～ 5 分钟；按摩乳房以刺激排乳反射；挤出少量乳汁，让乳晕变软易被宝宝含吮。哺乳时，先在损伤较轻的一侧乳房哺乳以减轻对另一侧乳房的吸吮力，让乳头和大部分乳晕含吮在宝宝口内，以卧位和坐位交替改变抱宝宝的位置，以便吸吮力分散在乳头和乳晕四周，再让宝宝频繁吮吸乳汁。哺乳后，待宝宝放下乳头后，再抱离宝宝。如果在喂乳过程中不得不中断喂哺，则用食指轻轻按压宝宝的下颏，再中断吸吮。

（4）产后胀奶

乳房胀奶是大部分新妈妈在产后 2 ～ 3 天会出现的情况。根据胀奶的程度不同，新妈妈对此所做的处理也不一定是一模一样的。了解出现胀奶的原因以及有效处理胀奶才是关键。

1）胀奶的原因

胀奶的原因主要是由乳房内乳汁及结缔组织中增加的血量及水分引起的。如果新妈妈在宝宝出世后未能及早喂哺，或喂哺的间隔时间太长或乳汁分泌过多，而宝宝吃不完，都可能使乳汁无法完全排出去，乳腺管内乳汁淤积，乳房变得很肿胀，让新妈妈感到疼痛。此时乳房变硬，乳头不易含接，新妈妈一般会因怕痛而减少喂奶次数，让乳汁停流，胀奶加重。

2）如何缓解乳房异常肿胀

热敷

当新妈妈胀奶疼痛时，可自行热敷乳房，使阻塞在乳腺中的乳块变得畅通，让乳房得以良好的循环。热敷的温度不宜过热，以免烫伤皮肤。乳晕和乳头这两个部位的皮肤娇嫩，应注意避开。

按摩

热敷乳房，使血液流通后，即可按摩乳房。按摩乳房的方式有很多种，一般的做法是双手托住单边乳房，并从乳房底部交替按摩至乳头，再将乳汁挤在容器中。待乳房变得较为柔软后，宝宝才容易含住奶头。

频繁排出乳汁

频繁地将乳汁排出被视为健康解决乳房肿胀症状中最关键的一步。经常用母乳喂养宝宝，可以防止新妈妈的乳房过度肿胀。喂养营养品会减少母乳喂养的次数，从而加重新妈妈的肿胀症状，而肿胀会明显地改变乳房和乳头的性状，使宝宝很难通过乳头吸取奶水。即使在乳房肿胀之前，新妈妈已经成功地用母乳给宝宝喂过奶，这个现象仍会发生。新妈妈可以使用乳头罩以帮助宝宝重新吸住乳头，同时有效地吸取乳汁。等到乳房不再肿胀，再停止使用乳头罩。建议新妈妈让宝宝睡在自己的身边以方便喂奶，频繁地排出奶汁。

早开奶

预防乳房肿胀的最好办法是及早地让宝宝吮吸。在宝宝出生后的两小时内喂哺母乳，可让宝宝提早吸到营养丰富的初乳，同时也可以促使喷乳反射，使新妈妈的乳汁分泌更多。

勤哺乳

结合宝宝的喝乳量、喂乳习惯及规律等特点，调整喂乳的次数。勤快地给宝宝喂哺，可以将新妈妈体内的乳汁移出去，若乳腺管通畅，则不易产生乳胀。

说到这里，关于产后的林林总总大家已经了解得比较全面了，但是有些不适还需要中医师给新妈妈支支招。

七、产后不适的中医调理

1. 产后腹痛

在分娩过后的头几天里，新妈妈的下腹部会出现不同程度的阵痛，这让初为人母的新妈妈又苦恼不已，其实多数原因是宝宝离开了，子宫要恢复到原来大小而出现的收缩，一阵阵的腹痛也帮助新妈妈排出积血和残留的胎膜碎屑。但其中还有部分是由于产后失血，胞脉、胞宫失养，不荣则痛。如果新妈妈想尽快摆脱腹痛，也可以求助于中医。

新妈妈自我判断

血虚腹痛：产后小腹隐隐疼痛，喜温喜按，恶露量少，色淡；头晕眼花，面色苍白，心慌。

血瘀腹痛：产后小腹疼痛，按压后加重，恶露量少，色紫暗有块，血块排出腹痛减轻；面色青白，胸胁胀痛。

新妈妈
自我调节

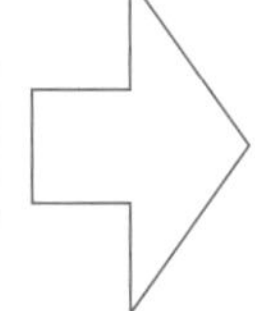

起居调养：产后宜卧床休息，保证充足睡眠，避免久站久坐，注意保暖，勿受寒凉，尤其是腹部保暖，以免寒气入侵胞宫。应保持心情舒畅，不要过度紧张恐惧，尽量避免恼怒忧郁，才能气血畅通，通则不痛。

饮食调养：产后饮食应以营养丰富，易于消化为宜，但由于产妇产后一般食量较大，故饮食应有节，以防止发生伤食腹痛，另外，应忌食寒凉生冷之物及一些易引起胀气的食物。

养血暖宫疗腹痛

当归生姜羊肉汤

原料：当归50克，生姜20克，羊肉500克，食盐适量。

做法：先将羊肉洗净，切成小块，放入沸水锅内汆去血水，捞出放凉。将当归、生姜用水洗净，顺切成大片。取砂锅放入适量清水，将羊肉、当归、生姜放入，大火烧沸后，去掉浮沫，改用文火炖至羊肉烂熟，即可食用。

功效：治疗产后腹痛的代表方，当归可补虚劳，化瘀血；生姜、羊肉可暖胞宫，散寒凝。三者搭配同用，对产后血虚里寒引起腹痛的新妈妈有很好的疗效。

活血通经疗腹痛

鸡血藤鸡肉汤

原料：鸡肉200克，鸡血藤20克，生姜、川芎各20克，盐适量。

做法：鸡肉洗净切片，汆水，生姜洗净切片，鸡血藤、川芎洗净，放入锅中，加水煎煮，留取药汁备用。将汆水后的鸡肉、生姜放入锅中，大火煮开，转小火炖煮1小时，再倒入药汁，煮沸。加入盐调味即可食用。

功效：川芎行气止痛，活血化瘀；鸡血藤活血化瘀，通经通络，与川芎搭配，祛瘀能力倍增，适合气滞血瘀所致的产后腹痛的新妈妈食用。

中医师的叮咛

产后腹痛的自我按摩方法：①新妈妈仰卧放松，平稳呼吸，先以双掌叠放于脐上，做逆时针摩腹36次，然后随呼吸向下轻轻按压。再以双掌分开以脐旁两侧斜向下推擦36次。②新妈妈呈坐位，按揉足三里、三阴交穴，搓擦涌泉穴。空拳叩击腰眼、肾俞穴，反复操作。

2. 产后恶露不绝

很多妈妈想知道自己生完孩子以后，身体恢复得好不好，其实，从产后恶露的变化就可以了解妈妈的身体恢复情况，特别是子宫的恢复。所以，新妈妈要特别注意恶露排出的情况，要是血性恶露超过半个月，就要引起重视，咨询相关医生。如果通过相关检查排除器质性病变，中医调理是不错的选择。

新妈妈自我判断

气虚：产后恶露过期不止，量多色淡，神疲乏力，面色无华。

血瘀：产后恶露过期不止，量时多时少，色暗有血块，下腹疼痛，按压后疼痛加重，血块排出后疼痛减轻。

血热：产后恶露过期不止，量多色红，有臭气，口燥咽干。

新妈妈自我调节

母乳喂养：宝宝的吸吮在刺激催乳素产生的同时，还会促进缩宫素的产生，使子宫收缩，有助于恶露排出。

注意休息，适当运动：产后不要过早过度运动，避免已经是

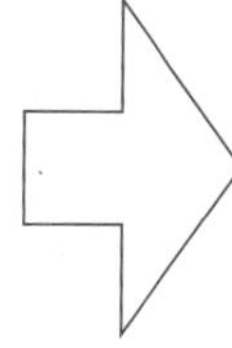

白色恶露，再出现血性恶露。休息时半卧位有利于恶露排出。

注意保暖：尤其是腹部保暖，避免直接吹风，以防外邪侵入。

正确按摩：顺时针方向按摩小腹部（子宫所在位置），不但可以缓解腹痛，还能促进恶露排出。

禁止房事及盆浴：产褥期适宜淋浴，清洗外阴部，保持清洁卫生。

益气固冲疗恶露不绝

枸杞党参鱼头汤

原料：鱼头1个，山药、党参、红枣各适量，枸杞子15克。盐、胡椒粉各少许。

做法：鱼头洗净，剖成两半，放入热油锅稍煎，山药片、党参、红枣均洗净备用，枸杞子泡发洗净。汤锅加入适量清水，用大火烧沸，放入鱼头煲至汤汁呈奶白色。加入山药、党参、红枣、枸杞子，用中火继续炖1小时，加入盐、胡椒粉调味即可。

功效：党参具有补气的功效；枸杞子可滋阴补肾，清肝明目。本品尤其适合产后气虚型恶露不绝的新妈妈食用。

活血化瘀疗恶露不绝

丹参三七炖鸡

原料：乌鸡1只，丹参30克，三七10克。盐、姜丝各适量。

做法：乌鸡洗净切块，将三七、丹参洗净装纱布袋中，袋口扎紧。药袋与鸡同放于砂锅中，加清水适量，烧开后，加入姜丝和盐，小火炖1小时即可。

功效：乌鸡有滋补作用，三七、丹参入血分，可散可收，既能活血散淤又可止血，均为化瘀止血的良药，尤其适合血瘀型恶露不尽的新妈妈食用。

清热凉血疗恶露不绝

苎麻粥

原料：新鲜苎麻根100克，大枣10枚，粳米100克。

做法：将苎麻根洗净煎水，去渣取汁，入粳米、大枣煮粥。每日2次，随餐食。

功效：清热凉血，尤其适合产后血热型恶露不绝的新妈妈食用。

中医师的叮咛

医生往往把生化汤作为产后新妈妈的必用药物，促使恶露排出，但是服用生化汤最好不要超过1周，否则会增加出血量，反而使恶露不尽。

产后血性恶露持续2周以上，量多或有臭味，可能是有子宫收缩不全、感染、胎盘滞留的问题，应立即就医，以免发生危险。

3. 产后大便难

在经历了生产时的痛苦之后，新妈妈迎来了可爱的宝宝，本来应该是幸福满满的，但不幸被“便秘”缠身，加上会阴有伤口，每上一次卫生间都苦不堪言。相信很多新妈妈都有类似的经历。那么产后大便难能不能很好地解决？该如何解决？

新妈妈自我判断

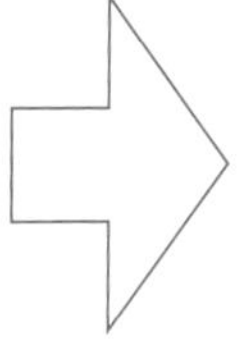

血虚津亏：产后大便干燥，数日不解，面色萎黄，心悸失眠，皮肤不润。

脾肺气虚：产后大便数日不解，时有便意，便不干但努责难解，汗出气短。

新妈妈自我调节

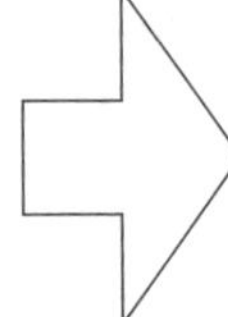

适当多运动：多走动不仅能够促进肠胃的蠕动，也能够帮助产妇更快地恢复身体健康。

注意饮食结构：多吃一些能够增加肠胃蠕动的粗粮、蔬菜和水果，还可吃点香油或蜂蜜。

养成每日定时排便的习惯：每天的排便时间最好固定在早上，每天早上起来之后喝上一杯温开水，有着很好的润肠通便效果。

保持平和的心态：给新妈妈精神安慰和鼓励，解除思想顾虑和急躁情绪。单用食物不能纠正便秘时，应求助于医师。

滋阴润燥疗产后大便难

南瓜玉米羹

原料：南瓜150克，鲜玉米粒50克，冰糖适量。

做法：南瓜洗净去皮和瓤，蒸熟后压成泥。锅中加适量水烧开，加入玉米粒，改小火煮15分钟，倒入南瓜泥、冰糖，再煮5分钟，煮至汤浓即可。

功效：玉米富含膳食纤维，南瓜滋阴润燥，适宜于血虚肠燥、肠蠕动缓慢引起的大便难的新妈妈。

健脾益气愈产后大便难

芝麻黄芪蜂蜜糊

原料：黑芝麻60克，黄芪20克，蜂蜜适量。

做法：将黑芝麻捣烂，煮熟后调入蜂蜜，用煎好的黄芪水冲服。

功效：适用于产后气虚大便难的新妈妈。

中医师的叮咛

产后大便难的自我按摩方法

用双手各1指以适当的压力按揉迎香穴5～10分钟，或按摩时将手指向四周移动扩大面积，致局部产生酸胀而产生便意。迎香穴为手阳明大肠经止穴，与足阳明胃经交接，阳明经乃多气多血之经，揉之可使气血流畅，正气得复，肠蠕动增强而产生便意。

4. 产后乳房胀痛

有些新妈妈生完宝宝后，总感觉乳房内有结块，甚者乳房胀痛，但局部无红肿灼热感，揉一揉会稍微缓解。如果不及时处理，有可能引起乳汁淤积，严重者引起乳痈（急性乳腺炎）。

新妈妈
自我判断

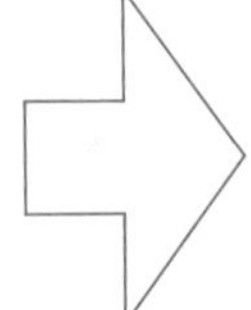

肝气郁滞：产后乳房胀痛，局部有结块，心情抑郁或烦躁，失眠多梦。

肝胃郁热：产后乳房胀痛，局部有结块，乳房皮肤有热感，烦躁易怒，大便干燥。

新妈妈
自我调节

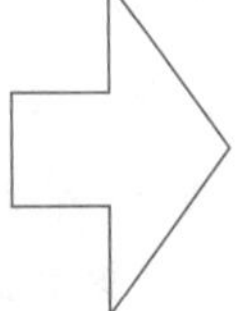

调整饮食结构：新妈妈不能过多进补高蛋白、高脂肪的食物，以免哺乳初期乳汁大量分泌，宝宝又吃不完，奶水囤积在乳房而出现胀奶，致使乳房胀痛，甚至引发乳痈（急性乳腺炎）。

引导宝宝正确吸吮：在新产后，正确引导宝宝学会吸吮奶水，避免宝宝只吸乳头而致乳房疼痛。

正确按摩挤压乳房：洗净双手，握住整个乳房，轻轻从乳房四周向乳头方向按摩挤压。

保持心情舒畅：新妈妈应保持精神愉快，不要有任何忧虑，因为负面的情绪会使气机郁滞，乳房脉络不畅而出现乳房胀痛。

疏肝理气调理产后乳房痛

双花通乳汤

原料：玫瑰花3克，茉莉花3克，王不留行10克。

做法：将王不留行包煎20分钟，取出药袋滤取药汁，倒入洗净的玫瑰花、茉莉花拌匀，用小火煨煮10分钟即成。早晚两次分服，或代茶饮，频频服之。

功效：适用于肝郁气滞引起的产后乳房疼痛。

疏肝清胃治产后乳房胀痛

对虾通草丝瓜汤

原料：对虾2只，通草5克，丝瓜络10克。食油、葱段、姜片、盐各适量。

做法：将对虾、通草、丝瓜络洗净，入锅加水及葱、姜煮15分钟，加盐稍煮加入少量食用油即可。

功效：对虾补肾，开胃化痰，通络止痛；通草清热利尿，下气通乳；丝瓜络凉血解毒，通经络。本品适用于肝胃郁热的产后乳房胀痛。

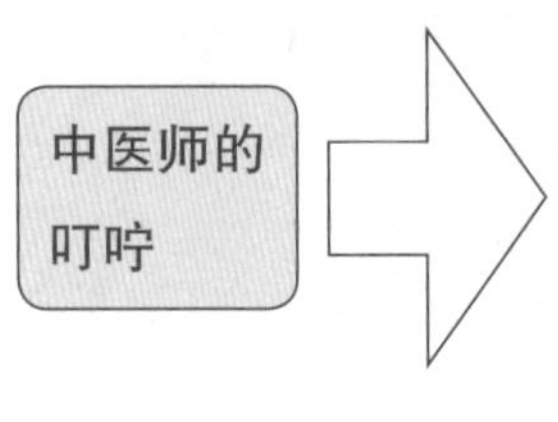

通乳不是简单的按摩：新妈妈中有80%左右会发生乳腺管堵塞，造成乳房胀痛，乳汁分泌减少，严重的还会引发乳腺炎。发生乳房胀痛、乳汁分泌不通畅时不能简单粗暴的按摩，手法不当反而适得其反。医师说："产后3～5天后乳房出现胀痛，属于生理性涨奶，应多吃有疏肝理气、消肿散结、清热解毒作用的药膳，如玫瑰花茶、百合莲子粥、蒲公英饮等，让乳络尽快通畅，同时可能需要专业医生通过中医按摩帮助疏通，缓解疼痛。"

5. 缺乳

催乳对于新妈妈们来说并不陌生，为了能让宝宝吃上安全的"口粮"，越来越多的产妇甘当"奶牛"，崇尚母乳喂养。可是当宝宝的"饭碗"一旦出现问题时，新妈妈们便首先想到了"催乳"。25岁的周女士生的是第一胎，宝宝出生后2个月，她的乳房突然出现了胀痛，乳汁分泌减少。她怀疑是分泌的乳汁堵塞了乳腺，便花了几百块钱从社会上的月嫂机构请来了催乳师进行催乳。周女士忍着巨痛进行了几次堪称粗暴的"高强度"乳房按摩后，原本红肿胀痛的情况不仅没有得到缓解，反而愈加严重了，一周后仍不见好转，甚至乳晕附近的肿块有溃烂的迹象。那当新妈妈遭遇缺乳应该怎么做呢?

新妈妈
自我判断

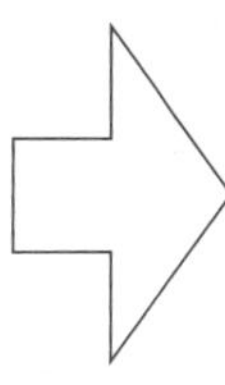

气血虚弱：产后乳汁少，甚或全无，乳汁清稀，乳房柔软无胀感，面色无华，神疲乏力。

肝气郁滞：产后乳汁少而浓稠，乳房胀痛，局部有结块，心情抑郁或烦躁，胸胁胀闷。

新妈妈
自我调节

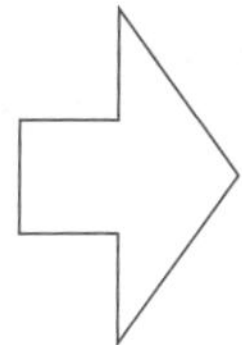

调整饮食结构：合理安排食谱，既要加强营养，又不宜过分油腻。可多食有利于乳汁分泌和排乳的食物，如鲫鱼、猪蹄、猪肝、母鸡、羊肉、豆腐等。此外，多吃含维生素的蔬菜和水果。

保持心情舒畅：新妈妈应保持精神愉快，不要有任何忧虑，因为负面的情绪会使气机郁滞，乳房脉络不畅而乳房胀痛，乳汁不下。

注意休息：新妈妈在分娩时消耗了很多体力，加上失血、出汗，身体虚弱，所以产后充分的休息有助于身体和体力的恢复，提高食欲，促进乳汁分泌。

补气养血通乳汁

归芪鲤鱼汤

原料：大鲤鱼1尾，当归12克，黄芪30克。

做法：将鲤鱼洗净去内脏和鱼鳞，与当归、黄芪同煮至熟即可。

功效：适用于气血虚弱引起的产后缺乳。

疏肝解郁通乳汁

猪蹄佛手汤

原料：猪蹄2个，通草5克，漏芦15克，王不留行15克，佛手15克，葱白、食盐、生姜适量。

做法：将猪蹄去毛洗净切开，通草等中药用纱布包好，与生姜、葱白一起放入砂锅中加水炖煮至猪蹄烂熟后，加入适量食盐即可，吃肉饮汤。

功效：适用于肝郁气滞引起的产后缺乳。

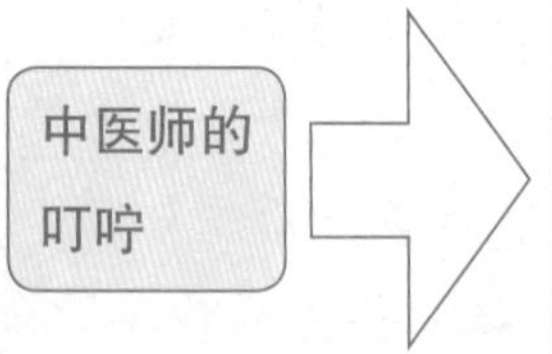

瓜络通乳的窍门：丝瓜络味甘、性平，体轻通利，药力平和，善于祛风通络，活血散结，下乳汁。但单纯将丝瓜煨汤催乳效果不佳，需要将丝瓜络和肉汤炖煮才可通调乳房气血，通络催乳。

6. 产后身痛

很多新妈妈产后都会遇到腰酸背痛、肩膀酸痛、膝盖冷痛的问题。总之一句话，全身不舒服。妈妈们开始抱怨了，怎么生个孩子肚子大了，身材走样了，连骨头都不听使唤了，怎么这么遭罪呢？其中原因除了怀宝宝时引起关节的松动或错位外，主要是由于产后营血亏虚，经脉失养或风寒湿邪乘虚而入，稽留关节、经络所致。那么产后身痛了该怎么办呢？很多产后身痛的妈妈得到的答案是自己调养，自行恢复，求助中医。

新妈妈自我判断

血虚：产后遍身关节酸楚麻木，甚则疼痛，面色萎黄，头晕心悸。

外感：产后肢体关节疼痛屈伸不利，或痛无定处，或冷痛剧烈，得热则减；或关节肿胀、麻木、重着，常常伴有恶寒怕风。

血瘀：产后遍身疼痛或关节刺痛，恶露量少，小腹疼痛

新妈妈自我调节

注意保暖，不要着凉：饮食方面不宜吃凉的食物，炎热的天气也不能对着空调吹。

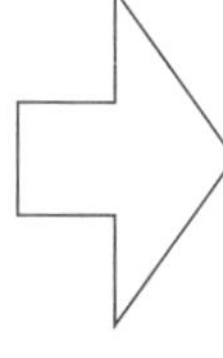

新妈妈自我调节

避免久站或久蹲： 如给宝宝洗澡的时候要坐在小凳子上面，为宝宝准备的婴儿床也不要过高或过低。

保持充足的睡眠，适当的运动： 新妈妈可以每天做一些活动腰部的操，除了晚上保持充足的睡眠，中午尽量午休一个小时。新妈妈还要尽量少穿高跟鞋，少做家务。

适当的按摩： 新妈妈可以让老公帮忙按摩全身以疏通经络，帮助缓解产后疼痛。

保持好心情： 产后情绪不畅，肝气郁滞，以致外则营卫失和，加剧了身痛、寒热的症状，内则阴阳失衡，脾胃中虚，后天生化之源不足，气血亏虚，使得产后身痛不易痊愈，或者反复发作。

益气养血治产后身痛

莲桂红枣汤

原料：鲜莲藕150克，桂圆15克，大枣5枚，白糖适量。

做法：将桂圆、红枣洗净，莲藕洗净去皮切片。锅中加适量水烧开，放入莲藕、桂圆、红枣煮30分钟即可。食用时加适量白糖调味。

功效：补气血健脾胃，适宜于血虚产后身痛的新妈妈。

祛风湿利关节治产后身痛

桑枝母鸡汤

原料：母鸡1只，桑枝30克，葱段、生姜、盐适量。

做法：把母鸡洗净切块，焯水后加水、桑枝、葱段、生姜炖煮至熟，加入适量盐调味。

功效：祛风湿利关节，用于外感风寒产后身痛的新妈妈。

散寒除湿疗产后身痛

薏苡仁木瓜粥

原料：薏苡仁30克，木瓜2个，干姜10克，蜂蜜50克。

做法：将木瓜蒸熟去皮捣为泥，拌入蜂蜜；薏苡仁、干姜洗净一起煮粥，快熟时加入木瓜泥，略煮即可食用。

功效：散寒除湿，适用于外感寒湿产后身痛的新妈妈。

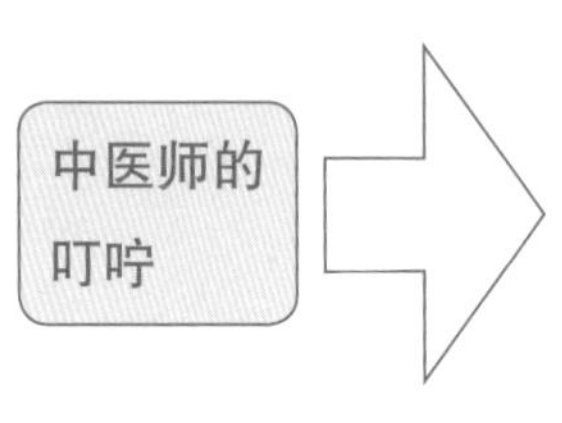

针灸治疗产后身痛：①脾俞、膈俞、阴陵泉、足三里。针刺补法，加灸。适用于血虚证。②大杼、肾俞、命门、关元、三阴交。行针用补法加灸。宜于肾虚证。③膈俞、血海、气海。行针用泻法，可灸。适用于血瘀证。④风池、曲池、膈俞、阴陵泉。针刺以泻法为主。适用于风寒证。

7. 产后抑郁

产后抑郁是一种精神疾病，新妈妈多感觉心情抑郁，对任何事情都没有兴趣，有的发病于产褥期，有的发病于产后三个月或产后一年内的任何时间。产后抑郁的发生与新妈妈自身好胜、有强烈责任感有关，也与新妈妈生活压力大、缺乏家人的鼓励和支持等相关。

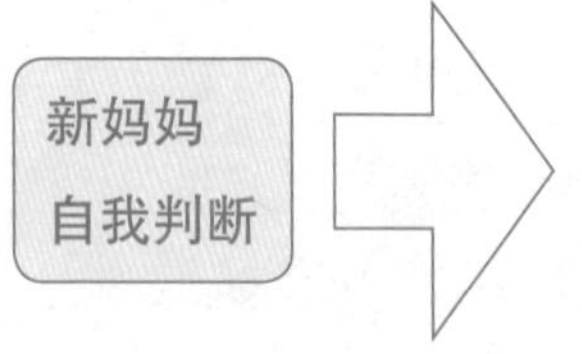

心脾两虚：产后常悲伤欲哭，情绪低落，失眠健忘，精神萎靡，面色萎黄，食欲不振。

肝郁气滞：产后心情抑郁，心神不安，失眠多梦，惊恐易醒，善叹息，胸口憋闷。

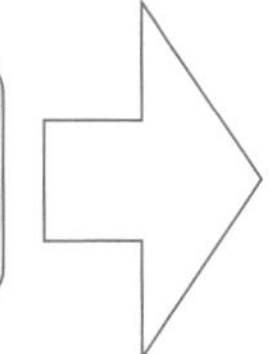

适当放松：新妈妈在温暖的阳光中带宝宝到户外走一走，或拜访朋友，诉说一下心里话。

转移注意力：当新妈妈遇到不开心的事情时，不要一直纠结，做一些自己感兴趣的事，转移注意力。

发出求救信号：当新妈妈感到孤立无援或需要帮助时，可以告诉亲朋好友，寻求帮助。

饮食调节：多食五谷、蛋类、鱼类等富含B族维生素和氨基酸的食物，帮助新妈妈摆脱抑郁的困扰。

健脾养心疗抑郁

党参当归炖猪心

原料：党参20克，当归15克，鲜猪心1个，葱、姜、盐、料酒各适量。

做法：将猪心剖开洗净，将党参、当归洗净，再一起放入猪心内，可用竹签固定。在猪心上撒上葱、姜、料酒，再将猪心放入锅中，隔水炖熟。去除药渣，再加盐调即可。

功效：猪心有很好的补心、强心作用，可改善心悸、失眠健忘等症状，当归具有补血活血的功效，党参可益气健脾，对心脾两虚型产后抑郁的新妈妈有一定的食疗效果。

疏肝理气疗抑郁

玫瑰香附茶

原料：玫瑰花5朵，香附10克，冰糖15克。

做法：将香附放入壶中，加600毫升水煮开，转小火继续煮10分钟。陶瓷杯以热水烫温，放入玫瑰花，将香附水倒入冲泡，加冰糖调味即可。

功效：玫瑰花具有疏肝理气、活血化瘀的作用，香附可疏肝解郁，行气活血，二者搭配，解郁的效果更佳，对产后抑郁属肝气郁滞的新妈妈有很好的辅助治疗作用。

中医师的叮咛

支持性心理治疗：医护人员对病人的心理状态要采用合理的劝导、鼓励、同情、安慰、支持以及理解和保证等方法，有效消除病人的不良情绪，使其处于接受治疗的最佳心理状态。

人际心理治疗：抑郁症病人常见的人际问题包括四方面，即不正常的悲伤反应、人际冲突、角色转变困难和人际交往缺乏等。

中医师的叮咛

这项抑郁症心理治疗方法旨在缓解抑郁症状，改善抑郁病人的一些社交问题。

音乐疗法：大脑边缘系统和脑干网状结构对人体内脏及躯体功能起主要调节作用，而音乐对这些神经结构能产生直接或间接影响。

焦点转移：如果产后面临严重的不愉快的生活事件，甚至问题棘手难以解决，不要总是把精力放在不良事件上。越想不愉快的事，心情就会越不好，心情越不好就越容易钻牛角尖，情绪就会越发低落，陷入情感恶性循环的怪圈中。所以要适当将注意力转移到一些愉快的事情上，关注自己的喜好，不仅思维上进行转移，还可以身体力行参与力所能及的让自己心情愉快的活动。